年過 40，打造熟齡 A⁺ 健康力

儲備健康資產，抗老化、遠離慢性病及癌症

總策畫／花蓮慈濟醫學中心 林欣榮院長

作者群／花蓮慈濟醫學中心 16 專科醫療團隊

H₂O 原水文化

Part 1 40＋不讓慢性病上身
專科醫師群跟您一起顧健康

[神經醫學科＆ 精神醫學科]

記憶力衰退、失智症、阿茲海默症、巴金森病、水腦症、腦中風、睡眠障礙、老年憂鬱症

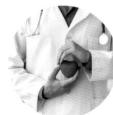

［ 眼科 ］

白內障、青光眼、高度數近視、3C
眼、飛蚊症、老花、黃斑部病變

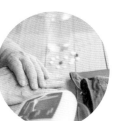
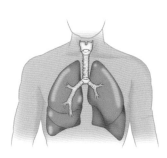

[**骨科 & 復健科
風濕免疫科 & 中醫**]

骨質疏鬆、坐骨神經痛、
關節性退化炎、痛風、
肌少症、腰痠背痛

［ 泌尿科＆ 婦科＆外科 ］

攝護腺肥大、攝護腺癌、泌尿道結石、尿失禁、子宮頸癌、乳癌

Part 2 讓食物與運動成為最佳良藥
營養師＆中醫師＆物理治療師跟您一起顧健康

[請教營養師] 編審／營養科團隊

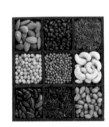

[請教中醫師] 編審／王健豪（中醫部醫師）

[請教物理治療師] 編審、動作示範／徐佳俐（復健醫學部物理治療師）

Part 3 正確認識新興療法&中西醫跨科合療

與國際接軌，解讀再生醫學及癌細胞療法

[再生醫學與新藥研發] 編審／林欣榮
（院長暨神經外科醫師）

CONTENTS

目錄

[善用中西醫合療，提升生命的契機] 編審／何宗融
（副院長暨中醫
部主任）

**[從癱瘓到行走 ——
醫療團隊與病人攜手寫歷史]** 編審／蔡昇宗
（神經外科部主任）

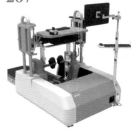

[總策畫序] 年過 40，更要健康樂活

編審／林欣榮（花蓮慈濟醫學中心院長）

對於我們醫療人員來說，病人的笑容最美。但我們最大的期盼是民眾可以活得健康，活得有尊嚴，於是我們在二十多年前，便力倡預防醫學觀念，建議民眾從生活作息、飲食、運動及定期健康檢查做起，特別是年過 40 歲，一定要關注個人的身體健康。

40 歲，是人類老化的一個重要關卡。有個有趣的統計，就是自秦始皇起中國歷代王朝有 305 個皇帝，年齡超過 80 歲的卻只有南越武帝、梁武帝、武則天、宋高宗和清乾隆等人，更多的帝王壽命竟是不超過 40 歲。

在現代，不論男女，人體機能的老化常在 40 歲以後加速進行，例如男性掉髮、女性停經、肌肉萎縮、皮膚及血管老化……等。只是身體表面的老化，眼睛看得到；身體內的器官有沒有老化？卻看不見。儘管有研究證實，人類的疾病與基因有相當大的關聯，例如巴金森基因突變者就容易得巴金森氏症；又如有乳癌基因的變異者，就有 85% 的機率會罹患乳癌。但是現代醫學告訴我們，還是可以經由後天的努力，降低得病的比率，甚至遠離猝死的風險。

特別是醫療科技的進步，令人聞之色變的腦血管疾病（CVA）、冠狀動脈心血管疾病（CAD）、 癌症（Cancer）等我稱之為「3C 疾病」，都是可以經由核磁共振造影、電腦斷層造影等高科技儀器，揪出初始病灶，進而及早介入治療或定期追蹤，精準掌握醫治的黃金時間，讓我們遠離病苦。

人隨著年齡老化，常見的腦部疾病很多，如腦積水、腦大小血管阻塞、巴金森氏症（巴金森病）、腦萎縮症等，都可透過腦部及腦血管磁振造影檢查，早期發現。如果是腦積水，可以做腰椎腹腔引流手術治療，巴金森氏症、血管阻塞，則可以吃藥控制。40歲以後，影響健康的常見因素還有高血壓、高血脂、高血糖等所謂的三高症，一旦控制不當，伴隨而來的心血管疾病、腦血管疾病、新陳代謝症候群……，造就了心血管疾病、腦血管疾病與惡性腫瘤等三大死因。

如果等到出現嚴重症狀才看醫師，這觀念已過時了，也影響預後。中醫《黃帝內經》也提到「上工治未病」；若真要顧健康，一定要做定期檢查。保養身體就好比保養汽車一樣，有誰的車子故障了才進廠呢？當然不是，一定要定期保養，以確保更長遠的平安。

這本書是花蓮慈濟醫院團隊為守護民眾健康特別企劃，內容涵蓋自頭頸部、五官、身體到腳等常見的健康問題與緩老概念，希望藉由淺顯易讀的文字、圖表讓讀者可以輕易為自己的健康超前部署。

書末，我們也針對近年興起的再生醫學及癌症的細胞療法，分享花蓮慈濟醫院中西醫合療的經驗：跨科醫療團隊盡全力的幫助不能醒的病人醒過來；不能站的病人，站起來走出去。

我們希望健康的人繼續健康，同時病人的生活品質及尊嚴可以獲得維護，也因此在新療法上累積了許多經驗。更衷心期許每位讀者在老化面前，以正確的養生觀，良好的生活作息，清淡飲食、蔬食，強化肌力的日常運動，以及透過定期檢查、保養，不僅可以早期發現病灶及早治療，更重要的是可以活得健康快樂，身心輕安又自在。

[前言 1] 中年更年期，將危機化為轉機：男性更年期

編審／陳紹祖（精神醫學部成癮醫學科主任）

　　「中年」指的是四十五歲到六十五歲的階段，這段時間裡，無論男女，在身體與心理方面都產生重要變化，處理得當，邁入老年期才會覺得人生是幸福的，充滿意義，不虛此行。

男人也有更年期

　　女性所謂的更年期，主要是透過觀察中年婦女的女性賀爾蒙改變，在身體上所出現的一些狀況，例如：夜晚睡不好、頭暈、心悸等。同樣的，泌尿科也有研究報告指出，男性到了中年，身體也會因為賀爾蒙減少引起一些改變。

　　男性年齡在二十五歲時，是男性賀爾蒙達到最高峰的時候，之後就逐年減少，到了四十歲左右，賀爾蒙已減少到身體會出現一些變化；常常可以看到，男性在二、三十歲時，身材標準，肌肉結實，頭髮茂密，可是到了中年，肚子漸漸凸出，肌肉漸鬆弛，甚至連頭髮也逐漸減少，身體也開始出現一些疾病，「男性更年期」症狀也漸漸浮上日常生活。

　　一般說來，男性更年期發生的時間約比女性晚個五到十年。生理之外，心理上的壓力不外乎來自家庭與事業的變化。

40＋是危機還是轉機？

　　四十多歲之後，人生到了一個新階段，家庭與事業也到一個層次之後，面對一個嶄新人生階段，有些人會產生「自我追求的想

法」，也就是在經過長時間的一段工作之後，或許在工作上產生了瓶頸，或許因年紀增長，開始思考從事這個工作的意義、價值何在？甚至悔恨遺憾，覺得人生中有些目標沒有達到。

有的人會對自己的工作、經濟能力或社會地位感到極度不滿意，甚至忍不住與身邊較有成就的同事、兄弟姊妹、朋友做比較，感嘆自己的懷才不遇。在醫院的診間裡，有時會聽到五十歲以上的男性朋友，埋怨工作上的不公平，為什麼職務升遷都沒有他的份？自認自己的能力並沒有比人短之處，為何比他晚期考上校長資格的人，已經晉升為一校之長……。

面對人生負能量襲擊的時候，如果可以暫時停下腳步，給自己一段時間沉澱，誠實檢視自己的問題所在，思考下一步該如何去做，這是對自我肯定及未來發展最關鍵的契機。

再者，可能會面臨中年失業或轉業的問題。在競爭激烈的工商社會中，有的公司可能因經營型態轉變而搬遷，也可能敵不過同行競爭而倒閉，不論是何種原因，皆會有一些人的工作被迫中止，面臨失業問題；或者因為天災人禍造成全球經濟蕭條，被迫休無薪假；也可能是高不成低不就的，開始質疑人生。當這種情況出現後，一個身為家庭經濟支柱的男性要面對的壓力是相當大的。因為他不僅是一個家庭的主要經濟來源，也可能是家人的精神依靠，他要奉養父母也要扶養子女，這時要如何調整自己重新出發是很重要的關鍵。

中年之後，過去因工作忙碌而疏忽的家庭問題也會慢慢浮現：有些男性會認為只要家人衣食無缺就是盡了對家庭的責任，

▶ 男性步入中年，面對工作與家庭的壓力，找到平衡點是重要的關鍵。

年輕時只專注在事業上的打拚,卻忽略了陪伴孩子成長的過程,也
沒有注意到夫妻之間應該有的溝通。當孩子漸漸長大,有了自己的
想法,親子彼此看不順眼,衝突不斷發生;也可能是擔心在兒女成
長過程參與不夠,不知如何彌補,或者因為沒有子女感到不安。

特別在夫妻關係上,一回首卻發現與配偶不再是親密的情人關
係,少了激情,更像生活中的伴侶;生活上又需面對各種壓力,夫
妻問題便會漸漸浮現,成了最熟悉的陌生人,甚至有些夫妻走上離
婚一途。有些研究顯示,婚姻到中年時的滿意度最低。

另外,未婚或失婚的人,也可能因為單身感到不安,甚至必須
面對父母親晚年的生活照顧,以及自己健康問題的壓力⋯⋯。

中年危機可以預防?

一個人到了中年,同時要面對自我、家庭和經濟的壓力,而且
在身體上也有力不從心之感,在這個時候,心理最有可能出現輕微
的焦慮、憂鬱狀態。

我們可以從下列的問題中,知道自己是不是處在一個有壓力或
有危機的狀態:

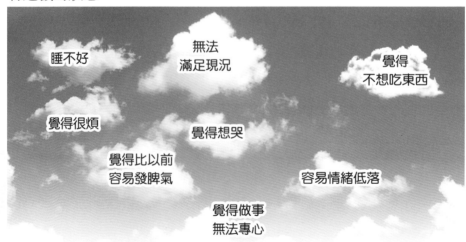

這些項目看起來或許會覺得熟悉，因為評量的內容和憂鬱傾向的項目很相近，而生活中也確實會有這些狀況，但事實上卻不是什麼巨大的打擊或外在的壓力所導致。例如有的人可能在這個階段工作本來就很忙，忙到忘了什麼時候該吃飯，或是看到孩子的狀況很不放心或很不滿意，動不動就發脾氣，可是如果以上煩燥不安的情緒持續的發生，或是干擾到日常生活，這時就需要提高警覺了。

話說回來，或許每個人都需要有一個心理醫師，去傾聽你的埋怨，協助你找出問題的癥結，去面對，去解決。不過，通常如果有一個朋友，或者有一個配偶或家人可以傾聽你的心聲，理解你內心的失落，是再好不過的。無論朋友或親人，若可以從一個不帶利害關係的觀點討論發生的事情，接著跟你一起努力，達成目標，這樣關係良好的朋友或家人，可以陪伴我們度過中年危機。

若是無法在親朋好友中得到幫助，不妨前往身心科門診尋求專業協助，尋求專業人員幫忙，除了能得到好的建議外，也能確保個人秘密不外洩。身心科醫師會傾聽需求，了解你到底要的是什麼？欠缺的是什麼？或者幫忙找出過去哪一方面曾經犯了錯，以至於現在無法如願以償。或許是年輕時設的目標或方向太高了，也可能經檢視後，發現自己從來沒有專注付出過。

大部分中年危機的病人是不需要用到藥物治療，尋求身心科醫師會就問題癥結給一些生活上的建議，或者聯合家屬一起幫忙病人。但若遇到較偏執、不易改變的病人，醫師會給一些低劑量的藥物，使病人放鬆身心，思考更有彈性，但跟治療憂鬱症或焦慮症的用藥劑量相比，是低很多的。

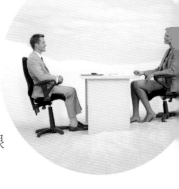

▶ 身心科醫師的協助，
可以調適心理壓力。

身體上的調適

人到中年，身體健康上難免會有一些狀況產生，如何透過好的習慣去維持或改善身體狀況是很重要的。包括：

● **飲食簡單、輕淡**：健康的飲食可以預防心血管疾病的產生。此外，**早餐的攝取**也很重要。

● **遠離菸、酒**：菸酒不但傷身，而且不一定可以達到解憂的目的。

● **養生規律生活的習慣**：早睡早起，充分休息，作息時間規律，在睡眠品質上會有比較好的效果。

● **適度的運動**：可以維持良好的體力及體態，同時可提申免疫力。

心理上的調適

除了保持良好的身體健康狀況外，心理的調適更為重要。

● **真實面對自己**：當感覺到自己需要改變，但又不知道到底該怎麼改變時，建議可以先靜下心來，好好的面對真實的自己是很重要的。

● **習慣尋求支援**：在改變的過程中，可能會遭遇困難，或不如自己預期的事，要容許自己有足夠的時間和較寬鬆的心情，讓自己慢慢的適應，甚至在必要時尋求身心科醫師的協助。

● **認真看待需求**：當人生走到半路的時候，回頭看自己以前所做的努力、希望達成的目標，現在達成了多少？是不是讓自己滿意？這些都是需要去面對的狀況。在適當的時候做適當的調整也是很重要的。

中年是人生努力的一個階段，經過二十年的努力打拚，未必事事順遂，所以停下來審視自己以前的努力，重新規畫未來的人生方向，無論是彌補錯誤或再創高峰，其實都還有無限可能。

[前言2] 享受人生新的黃金時期：女性更年期

編審／魏佑吉（婦產部產科主任）

　　使用賀爾蒙療法之研究，目前區分為兩派。一派為美國，使用懷孕的母馬尿液提煉賀爾蒙，屬於混合的複雜賀爾蒙類型。在二〇〇二年，美國的醫學研究報告曾提及，服用賀爾蒙的人，得到乳癌的機率較高。另一派為歐洲，使用一種純粹的化學結構式製造，並非從動物身上萃取而來。但歐洲在二〇〇七年的醫學研究報告指出，事實上服用賀爾蒙的人，罹患乳癌的風險性並不是那麼高，這其中牽涉到許多複雜的問題。

服用賀爾蒙導致乳癌？重點在於有無雌激素受體

　　美國及歐洲對於賀爾蒙的研究結果截然不同，由於美國進行這項研究時，所採用的樣本數較大，較有代表性，導致民眾普遍認為，服用賀爾蒙的人，得到乳癌的機率較高。

　　這當中，也存在一些問題，在乳癌領域，區分為有賀爾蒙受體的乳癌細胞，和沒有賀爾蒙受體的乳癌細胞，雖然都是乳癌，但過去並沒有在這方面進行分類，才會導致不同的論點。

　　簡單而言，**若使用荷爾蒙療法，會以「雌激素」加上「黃體素」**（progesterone）方式來克服發生子宮內膜癌的問題。

　　美國這篇研究顯示，使用「雌激素」加「黃體素」的病人，得乳癌的機會有些微增高，平均每一萬人約增加八人罹患乳癌的機會，弔詭的是，大家原本認為單純使用「雌激素」會造成罹患乳癌的機會較高，反倒加上了「黃體素」之後，罹癌比例卻增加了，這一直無法解釋。

21

但歐洲這幾年在實驗室中發現，問題可能出在「黃體素」身上，因為過去使用合成的「黃體素」，與人體自然產生的「黃體素」迥異，這對乳癌細胞的刺激發展，是完全不同的。人類自然產生的「黃體素」會讓細胞往好的方向分化，合成的「黃體素」則會讓細胞往不好的方向分化，或造成增生，這可以解釋為何當年美國的研究報告有此一問題。結論就是，使用賀爾蒙造成的乳癌比例，並沒有這麼高了。

雌激素會讓乳房細胞增生，並不會讓乳房細胞癌化，所以雌激素只會讓乳癌細胞因增生而提早發生，加上乳癌的發生和乳癌基因有很大的關係，對不具乳癌基因的婦女，雌激素是很安全的，再加上選用適當的黃體素，荷爾蒙療法就更安全了。

市面上很多廣告鼓吹植物性荷爾蒙，如：大豆異黃酮、山藥等，認為比西藥的女性荷爾蒙安全，但事實上可能未必如此。未來，也因副作用相對較小，我們可以忽略此部分的擔憂。目前認為五十歲以下的更年期女性，使用賀爾蒙療法若超過五年效期，仍需給婦產科醫師重新評估。若屬於六十歲以上的更年期女性，才剛開始使用賀爾蒙療法，需要一、兩年就進行評估一次，頻率較為密集。

控制心血管疾病，賀爾蒙使用時機是關鍵

更年期女性因缺乏賀爾蒙，導致壞膽固醇上升、好膽固醇降低的現象，發生了「代謝症候群」，但只要適量補充賀爾蒙就能獲得改善。傳統認為，賀爾蒙會降低壞的膽固醇，讓好的膽固醇上升，推論賀爾蒙能夠降低心血管疾病，然而，美國在二○○二年的同一篇研究報告，卻否定了這樣的推論。

補充賀爾蒙的病人，膽固醇降低了，但發生心血管疾病、心肌梗塞、中風的比例卻沒有降低。近幾年發現，這是肇因於賀爾蒙使用的時機，

若剛進入更年期就使用賀爾蒙，就可以達到預防心血管疾病的效果。

但婦女停經之後，可能心血管疾病已找上門，這時才使用賀爾蒙，是沒有幫助的。所以，**使用賀爾蒙的時機點越早，好處越多**。「雌激素」對於心血管有保護的機制，目前以口服方式居多，也有外用型（塗抹皮膚）的賀爾蒙，效果也不錯，且副作用更少，在歐洲現已蔚為主流，臺灣因受限於健保，外用藥比口服藥昂貴，會被核刪掉。若民眾經醫師評估，不適用口服藥物，才會改以外用藥治療。

食用蜂王乳缺量化，需由醫師先評估

蜂王乳是動物性的賀爾蒙，屬於蜜蜂所製造，作用機制上與使用「雌激素」相同，所以可減緩及治療更年期不適症。但使用蜂王乳的劑量無法定量，更年期女性不知道究竟要攝取多少份量，才可以達到與西藥相同的效果及低副作用。

婦產科醫師使用賀爾蒙治療更年期，以最低劑量為主，可減緩骨質疏鬆、預防心血管疾病，這是賀爾蒙使用的原則。由於蜂王乳是動物性的賀爾蒙，與植物性的賀爾蒙不同，服用動物性的賀爾蒙有立即效果，而植物性的賀爾蒙的效果卻很慢或是需要相對大量，才可達到西藥的相同效果。

醫師使用賀爾蒙治療時，會加上「黃體素」，就是為了保護子宮，免於發生子宮內膜癌。女性若只吃蜂王乳，卻沒有加上「黃體素」，會使罹患子宮內膜癌的風險激增，雖然更年期症狀改善了，但子宮受到刺激卻渾然不知，得不償失！所以「天然」的，未必是最好的。

建議食用蜂王乳之前，請先給婦產科醫師評估，瞭解是否適合、使用的頻率及劑量，確保安全無虞。病人若已經拿掉子宮，蜂王乳就

相對安全；反之，病人沒有拿掉子宮，不要傻傻的一直吃蜂王乳，可能吃到最後，子宮內膜產生病變！**有子宮的女性，我通常不建議吃蜂王乳，若執意食用，建議吃兩、三個月之後，停用一個月**，總之要讓子宮內膜「休息」，並定期到醫院照超音波，檢查子宮是否肥厚及變化。**回診的頻率，要依食用蜂王乳的劑量而定，至少每半年要回診檢查。**

更年期女性常見的熱潮紅症狀，是因血管收縮，造成全身發熱，可能因賀爾蒙影響體溫調節中樞失去調節作用所致，目前真相仍不明。治療熱潮紅，除了使用賀爾蒙，還有某些**降血壓藥物**可派上用場，以及一些**類似抗憂鬱、抗癲癇的藥物**，都可以治療這類血管收縮的症狀。對於不適合使用賀爾蒙治療熱潮紅的病人，或者乳癌病人不適合吃賀爾蒙，去吃蜂王乳也不對，就可以選擇這種變通方式。

骨盆運動練肌力，應先分辨是憂鬱或更年期？

門診最常見的更年期病人，多屬心悸、盜汗、失眠及熱潮紅等症狀。自律神經失調、骨質疏鬆、關節痠痛等症狀，也常困擾著更年期女性。女性缺乏賀爾蒙，也會讓陰道上皮萎縮，發生陰道乾燥及頻尿情形。至於皮膚搔癢，整體皮膚變得乾燥，臨床上病人使用賀爾蒙，有些人症狀會改善，有些人則否，搔癢成因是否屬於老化造成，目前有爭議，沒有確切答案。

更年期女性也常有膀胱過動症，隨著年紀增長，發生的機率越高，此症不一定是因為疾病所引起的，可能女性年齡到了就會發生，可能還沒停經就有此症狀，只不過兩者發生的時機點，正好落在更年期階段。使用賀爾蒙，對於尿道上皮萎縮幫助為何？檢視目前文獻記載，似乎幫助不大。若做骨盆運動，類似「凱格爾運動」（Kegel

exercise，藉由重複縮放部分的骨盆底肌肉，用以幫助懷孕婦人準備
生產，降低失禁、婦女的產後尿失禁等），對某些人是有效果的。

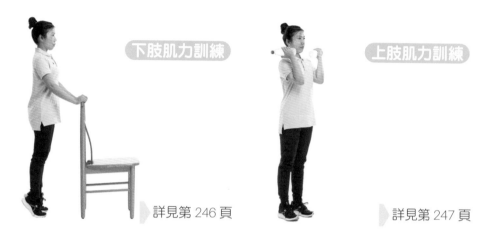

下肢肌力訓練　　　　　　　　　　　　上肢肌力訓練

詳見第 246 頁　　　　　　　　　　　詳見第 247 頁

　　有些女性會有憂鬱症狀，與更年期症狀重疊，但有時很難區別
究竟是缺乏賀爾蒙所引起的，還是真的憂鬱，這時可藉由服用賀爾
蒙來調整。因治療效果快，病人在兩、三天之內立即見效，一週之
內都無效，會嘗試將藥量提高，若是仍舊無效，則會強烈懷疑是憂
鬱症，就需要去看身心科了。

　　反之，也有身心科的病人被當成罹患了憂鬱症，卻都治療不好，
但換成補充賀爾蒙，症狀就改善了。有些女性在六、七十歲才發生
更年期症狀，在停經時卻沒事，這時使用賀爾蒙治療要特別小心，
原則上，使用低劑量賀爾蒙或其他變通的方式處理。

[前言 3] 協調或拔河？
談更年期夫妻治療

編審／沈裕智（精神醫學部主任）

　　為何更年期的男、女會有心理調適的問題呢？主要是「生活重心」的不同所造成。以女性來講，在生產完，當孩子尚幼小的那段育兒時間，是女性最為辛苦的時候，操持家務，三、四十歲時，重心往往放在家庭。隨著小孩的成長，女性朋友在家中的角色變得較輕，宛如倒吃甘蔗，人生漸入佳境，苦盡甘來。因孩子長大了，婦女們有了自己的社交圈，開始往外拓展人際關係；男性情況則完全相反，男性年輕時，通常在事業上衝刺，重心往往放在收入、工作、成就、名譽上，五十歲後，長期在職場上打拚，反而厭倦了職場上的生態，想回歸家庭，需要有家庭的溫暖做倚靠。

心理層面來剖析，男女處境大不同

　　面對這種截然不同的情況，若夫妻倆平日就有經營感情，擁有彼此的彈性空間，面對更年期的到來，通常能夠妥善處理，不會有太大的摩擦或衝突。但若此時先生較強勢，認為太太應該把家庭照顧好，希望她能分配多一點時間給家庭，女性朋友們便面臨抉擇：究竟要過得開心，做自己呢？或者必須壓抑內心要往外走的渴望呢？

　　面對個性強勢的先生，不免會造成太太內心的委屈，結果造成了更年期情緒上的起伏。此外，女性還面臨了生理變化的不舒服，在內、外因素交逼之下，女性頗難為。面對更年期，夫妻處於「協調」或「拔河」的過程。男性到了五十歲左右，當工作及收入也到了某一個階段，常想退隱江湖了。男性遇到的困難，大概是另一半

能不能夠「配合」，以及自己的心態能不能夠「調整」？有些先生很愛太太，對於太太擁有自己的社交圈、常出國旅行等，樂觀其成。反之，有些先生想退休回歸家庭，若是感覺自己像個獨居老人，除了自身容易憂鬱焦慮，也會想把太太「綁」回來。

門診時，大多是女性前來尋求諮商，男性因傳統社會觀念，比較愛面子，不輕易向門診求助。大多數求診的女性病人都指出：先生近期變得很古怪，老愛管東管西的，除了限制太太外出活動之外，還硬要將自己鎖在家裡不外出。

關心女性更年期，心理支持很重要

心理層面，可區分為「心理藥物」及「心理支持」兩項來探討。「心理藥物」上，因更年期階段，可能伴隨憂鬱、焦慮、晚上睡不著等自律神經失調的問題，一些精神科抗憂鬱、抗焦慮的藥物，甚至是一些安眠、鎮靜的處方，可派上用場，讓更年期婦女情緒較為穩定，睡眠品質也能較好一些。中、低劑量的抗憂鬱藥物，就能照顧更年期婦女的需求，沒有成癮問題，藥物屬性單純，副作用不大。

「心理支持」上，會進行心態調整。先生若屬可溝通型，會邀請先生來進行「夫妻治療」，將各種可能情況，分析給夫妻知道，期盼夫妻倆可以共同從事某件事情，例如，太太想要進行社交活動時，邀請先生一起參與。「夫妻治療」時，多數遇到先生不願意配合前來、不願意做改變，只有太太一人前來門診，我們會退而求其次，設法讓太太能夠兼顧家庭，又能外出遊玩。

值得一提的是，「女性的精神醫學」這門科學，方興未艾，專門看「女性月經前後的情緒起伏」、「更年期的前後」、「懷孕之前」、「產後憂鬱」等主要問題，花蓮慈濟醫院順應這股發展主流，未來朝這方面努力，幫助有需要的女性。

Part 1

40＋

不讓慢性病上身

專科醫師群跟您一起顧健康

神經醫學科 & 精神醫學科

記憶力衰退、失智症、阿茲海默症、巴金森病、水腦症、腦中風、睡眠障礙、老年憂鬱症

1 記憶力衰退怎麼辦？防治失智症、阿茲海默症

編審／蔡欣記（精神醫學部高齡精神科主任）

「一名年約六十歲，身材中等，穿著白色上衣、藍色長褲，頭戴白色帽子，頭髮花白的男子，一個星期前在台北市萬華區的公園走失，社會善心人士若有發現他的蹤跡，請電洽陳 XX，感激不盡。」相信你一定看過類似的尋人啟事。

隨著臺灣老年人口逐年攀升，罹患失智症的病人數量也快速增加。根據美國的流行病學推算，2019 年全美總人口約三億兩千萬，而阿茲海默症人數就有六百萬人，到了 2050 年，這個數字會增加兩到三倍，更重要的是，其中年齡在八十五歲以上的就超過一半。

依據 2017 年國際失智症協會（ADI）資料，2017 年全球失智症人口近 5 千萬人，到了 2050 年人數將高達 1 億 3150 萬人。2017 年衛生福利部以及內政部人口統計資料估算：臺灣 65 歲以上老人每 12 人即有 1 位失智者，而 80 歲以上的老人則每 5 人即有 1 位失智者。

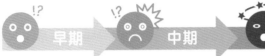

失 智 症 症 狀

早期 ⟶ 中期 ⟶ 晚期

- 想不起剛剛的事情
- 重複講過去記憶的事情
- 容易迷路
- 難以集中注意力
- 情緒低落或暴躁
- 難以分辨人、事、時、地、物
- 生活作息混亂
- 生活起居需要他人協助
- 產生幻想、妄想,影響生活

- 無法分辨人、事、時、地、物
- 喪失溝通能力
- 大小便失禁
- 活動力降低
- 出現違反常理的行為
- 生活完全依賴別人照顧

記憶力是怎麼形成的?

　　當人剛出生時,很多感官知覺還未發育完全,此時只有嗅覺是最好的;嗅覺讓小嬰兒可以聞到媽媽的味道,知道媽媽來了。這時,記憶力慢慢開始形成,之後視覺的神經也發育完全,可以看得見,聽覺也慢慢成熟,手可以摸得到東西了,看、聽、嗅、觸、味這五種知覺慢慢成長茁壯起來,這一切的長成因素主要在腦中間的**海馬迴**。

📎 醫學小百科 🛡 海馬迴

　　海馬迴連接著一個內側體系,可以將外面接收回來的感覺,全部傳到視丘,再傳到大腦的每一個地方,這樣記憶力就儲存在腦部的每個地方。當海馬迴開始退化時就會出現記憶力衰退的症狀,若是大腦右側頂葉區萎縮時,就可能造成人的空間感變差。

　　失智症病程進展緩慢,初期可能是短期記憶力差,長期記憶還在,但漸漸會失去正常的認知功能、思考力、學習力和判斷力,甚

至會出現**個性情緒改變**、**幻覺妄想**等症狀，到最後連日常生活都無法自理。這是一種慢性病，也是一個需要受到照護的疾病，有時家屬無法及時發現異常而求醫。

一般來說，大腦的主要構造可分為四個腦區：**額葉**、**頂葉**、**顳葉和枕葉**，各區主要負責的功能各有不同，卻又互相連結溝通。

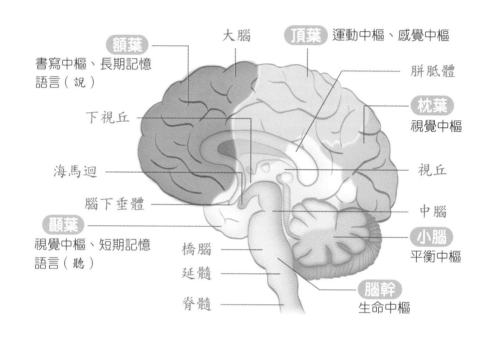

從失智症患者的影像檢查來看腦部的構造：

● **右頂葉區**：若大腦右側頂葉區萎縮時，人的**空間感**就會變差，可能出了門就認不得路、回不了家，嚴重者，甚至連晚上起床如廁後就無法走回自己的房間。

● **左頂葉區**：如果是大腦的左頂葉區萎縮時，**計算的能力**就會變差，有時買東西會算錯錢，搭公車時算不準何時到站下車。

● **前額葉**：當大腦的前額葉出現萎縮時，人的**個性**會改變，有時

會像換了個人，出現生活脫序的狀況，原本愛乾淨的人變得不愛乾淨了，好脾氣的人開始亂發脾氣，甚至產生幻覺。基本上**前額葉萎縮已經是記憶力衰退的後期表現。**

● **海馬迴**：當海馬迴出現萎縮時，病人可感受到記憶力明顯變差。

記憶力退化需要看醫生嗎？

很多人在中年以後，常常會有叫不出熟人名字的時候，或原本要去買東西，結果到了賣場卻忘記要買什麼？於是開始懷疑自己是不是記憶力退化了，會不會跟什麼疾病有關，甚至很焦慮地到醫院看病。

診斷失智症需要瞭解患者的認知功能與日常生活能力，前者的檢測工具是「**簡易心智量表（MMSE）**」，後者則是「**臨床失智評估量表（CDR）**」，一般需要兩者同時執行，評估患者認知功能與追蹤失智嚴重度。

有時候醫師會問一些簡單的問題來檢測認知功能，比如說醫師會提醒病人三樣不同的東西：如「飛機、火車、電冰箱」，過了五分鐘後，醫師會再問剛剛說的三樣東西是什麼？或問今天是幾號？以及時間、地點？也有可能用計算能力來測試，比如 100 減 7 是多少？這些都是「簡易心智量表」測驗認知功能的方法。

「簡易心智量表」內容包括七大項：**定向感、注意力、記憶、語言、口語理解、行動能力、建構力**。國際標準 24 分為分界值，18 ～～ 24 分為輕度失智症，16 ～～ 17 分為中度失智症，≦ 15 分為重度失智症，在台灣研究曾發現因教育程度不同分界值也不同。

失智症的診斷與其他內科的疾病不同，並非透過一次的面談、抽血檢驗，或甚至一張腦部掃描，就能鐵口直斷。

病人姓名：＿＿＿＿＿＿ 病歷號：＿＿＿＿＿＿ 評估日期：＿＿＿＿＿＿

臨床失智評估量表〈CDR〉之分期

	記憶力	定向感	解決問題能力	社區活動能力	家居嗜好	自我照料
無（0）	沒有記憶力減退或稍微減退。沒有經常性健忘。	完全能定向。	日常問題（包括財務及商業性的事物）都能處理的很好；和以前的表現比較，判斷力良好。	和平常一樣能獨立處理有關工作、購物、業務、財務、參加義工及社團的事務。	家庭生活、嗜好、知性興趣都維持良好。	能完全自我照料。
可疑（0.5）	經常性的輕度遺忘，事情只能部分想起；"良性"健忘症。	完全能定向，但涉及時間關聯性時，稍有困難。	處理問題時，在分析類似性和差異性時，稍有困難。	這些活動稍有障礙。	家庭生活、嗜好、知性興趣，稍有障礙。	能完全自我照料。
輕度（1）	中度記憶減退；對於最近的事尤其不容易記得；會影響日常生活。	涉及時間關聯性時，有中度困難。檢查時，對地點仍有定向力；但在某些場合可能仍有地理定向力的障礙。	處理問題時，分析類似性和差異性時，有中度困難；社會價值之判斷力通常還能維持。	雖然還能從事有些活動，但無法單獨參與。對一般偶而的檢查，外觀上類似正常。	居家生活確已出現輕度之障礙，較困難之家事已經不做；比較複雜之嗜好及興趣都已放棄。	需旁人督促或提醒。
中度（2）	嚴重記憶力減退；只有高度重複學過的事務才會記得；新學的東西都很快會忘記。	涉及時間關聯性時，有嚴重困難；時間及地點都會有定向力的障礙。	處理問題時、分析類似性和差異性時有嚴重障礙；社會價值之判斷力通常已受影響。	不會掩飾自己無力獨自處理工作、購物等活動的窘境。被帶出來外面活動時，外觀還似正常。	只有簡單家事還能做；興趣很少，也很難維持。	穿衣、個人衛生、及個人事物之料理，都需要幫忙。
嚴重（3）	記憶力嚴重減退；只能記得片段。	只維持對人的定向力。	不能做判斷或解決問題。	不會掩飾自己無力獨自處理工作、購物等活動的窘境。外觀上明顯可知病情嚴重，無法在外活動。	無法做家事。	個人照料需仰賴別人給予很大的幫忙。經常大小便失禁。
小項記分	☐	☐	☐	☐	☐	☐

臨床失智評估量表，第三級以上失智症認定標準雖然還沒有訂出來，面對更嚴重的失智障礙程度時，可以參考以下的規則：

深度（4）	說話通常令人費解或毫無關聯，不能遵照簡單指示或不了解指令；偶而只能認出其配偶或照顧他的人。吃飯只會用手指頭不太會用餐具，也需要旁人協助。即使有人協助或加以訓練，還是經常大小便失禁。有人協助下雖然勉強能走幾步，通常需要坐輪椅；極少到戶外去，且經常會有無目的的動作。
末期（5）	沒有反應或毫無理解能力、認不出人、需旁人餵食、可能需用鼻胃管、吞食困難、大小便完全失禁、長期躺在病床上、不能坐也不能站、全身關節攣縮。

目前的失智期：
- 0　—沒有失智
- 0.5　—未確定或人待觀察
- 1　—輕度失智
- 2　—中度失智
- 3　—重度失智
- 4　—深度失智
- 5　—末期失智

☐　☐

評估醫師：＿＿＿＿＿＿

失智症分哪幾類？

依據近年來歐美的幾個長期追蹤研究，阿茲海默症可能早在患者出現症狀 20 年前，大腦即開始產生病變。因此，預防失智行動要及早開始。

失智症的分類上，大致分為**退化性**、**血管性**兩大類，但病人可能會存在二種或以上的病因，最常見的是**退化性失智症中的阿茲海默症與血管性失智症的混合型失智症**。

A. 退化性失智症

退化性失智症以阿茲海默症、路易氏體失智症、額顳葉型失智症等三者為主，其中又以阿茲海默症占最多。早期症狀是對人、事、時、地、物出現認知功能混淆，但疾病初期不易透過電腦斷層及磁振造影等影像檢查判斷。

路易氏體失智症是第二常見的退化性失智症，和常見的阿茲海默症比較，除有認知障礙之外，路易氏體失智症患者在疾病**早期即會出現鮮明的視幻覺、疑心、妄想等失智精神症**，同時往往會伴隨**身體僵硬、手抖、走路不穩、容易跌倒等動作障礙**，好發在七十歲以上的長者身上。

額顳葉型失智症是以侵犯額葉及顳葉為主，特徵主要是**出現人格變化及喪失行為控制力**，**常常會有違反常理的行為發生**，並且逐漸產生表達困難及命名困難的退化性症狀，好發年齡約五十歲以後。

B. 血管性失智症

血管性失智症主要是因為腦中風或慢性腦血管病變造成腦細胞死亡，進而引發認知功能衰退，通常可分為**中風後血管性失智症**或

小血管性失智症，是造成失智症的第二大原因。**常見的臨床症狀有情緒及人格變化、尿失禁、步履障礙易失足跌倒，或吞嚥困難、構音困難等。**

失智症診斷不如想像中容易，主要依據症狀、心理測驗結果，以及神經科或精神科醫師的評估（目前健保署規定只有這兩科醫師可以診斷與開失智藥），如需要時，加上腦部造影檢查（如核磁共振、正子造影）作為診斷輔助。

其中，臨床上最常使用的**失智評估量表 CDR**，可分為 Memory 記憶，O 表示 Orientation 定向力，JPS 表示 Judgment & Problem Solving 判斷及解決問題，CA 表示 Community Affairs 社區事務，HF 表示 Home Functions 家居及嗜好，PC 表示 Personal Care 個人照料。而每個項目又分為**五個程度的狀況包括 0 健康、0.5 疑似輕微、1 輕度、2 中度、3 重度等**，是評估失智症嚴重程度的主要工具。

失智症可以治療嗎？

失智症的治療因病因不同而有差別。治療阿茲海默症的藥物主要有 **NMDA 受體拮抗劑**及**乙醯膽鹼酶抑制劑**，兩者在於希望能短期改善患者認知功能，提升生活品質，但是無法根治疾病；另外，其他藥物包括**非典型抗精神病藥物、抗憂鬱劑**等，則用於改善患者的行為及情緒症狀。

NMDA 受體拮抗劑

代表藥物 Memantine（Witgen，威智）。Memantine 是一種治療中度至嚴重型失智症藥物。雖然 NMDA 受體對於形成長期和短期記憶過程中具有重要的角色，但若是過度刺激 NMDA 受體則可能造成神經細胞凋零及神經退化。藥理歸類上 Memantine 是屬於 NMDA

（N-methyl-D-aspartate）受體拮抗劑，可減少興奮性傳導物質麩胺酸（glutamate）作用在神經細胞上，使 NMDA 受體不會被過度活化。主要用在中重度至重度的阿茲海默氏症患者。

乙醯膽鹼酶抑制劑

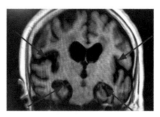

▲ 阿茲海默症是因顳葉萎縮影響記憶力。

乙醯膽鹼是眾多大腦神經傳導物質之一，它對我們的認知能力及記憶力有很大的幫助。若能增加大腦中乙醯膽鹼的量，就能改善記憶力及認知力的問題。不過在大腦中乙醯膽鹼的量會被乙醯膽鹼脂酶分解而失去作用，而乙醯膽鹼酶抑制劑，例如 Donepezil（Aricept 愛憶欣）、Rivastigmine（Exelon 憶思能）這類的藥物，可以抑制乙醯膽鹼脂酶的作用，而使乙醯膽鹼不至於被分解，**適用於輕度至中度阿茲海默症病人**。

在臨床上的效果來看，這些藥物可以減緩失智症患者記憶力減損的速度，NMDA 受體拮抗劑可以和乙醯膽鹼酶抑制劑一起使用。研究顯示，**控制某種失智症的危險因子，也可能同時降低其他失智症的風險**。例如，治療高血壓不但可降低阿茲海默症的風險，對於血管性失智症或混合型失智症也都有降低風險的效果。

失智症的預防隨著研究的進展，我們逐漸瞭解有助於預防或延緩失智症的因子。我們應積極在生活中增加大腦保護因子，同時減少危險因子，以降低罹患失智症的風險，甚至預防失智症的發生。

失智症要如何預防？

增加大腦保護因子

1.多用大腦，為記憶存本錢：研究顯示，從事可刺激大腦功能的心智活動或創造性活動，可降低罹患失智症風險，其相對風險下降

近五成。例如：保持好奇心、接觸新事物、參加課程、學習新知、閱讀書報雜誌等，皆可減緩退化。

2. 多運動：每週規律地從事二次以上的運動，對失智症與阿茲海默症都有保護作用，相對風險下降近6成。例如：走路、爬山、游泳、騎自行車、健身房、柔軟體操、有氧運動、瑜珈等。

3. 多社會互動：研究顯示，多參與社交活動可降低罹患失智症之風險，其相對風險下降4成。例如：參加同學會、公益社團、社區活動、宗教活動、當志工、打牌等。特別是**做志工**，在服務時，需要思考如何與人溝通、相處，增加用腦機會。

4. 均衡飲食，維持健康體重：中年時期肥胖者（BMI ≧ 30），其阿茲海默症發生的相對風險上升3倍，過重者（BMI 介於 25、30 之間）升高2倍，老年過瘦（BMI < 18）失智風險亦提高。建議：老年人不宜過瘦，維持健康體位（18.5 ≦ BMI < 24）、不偏食、均衡飲食。

遠離失智症危險因子

預防三高（高血壓、高膽固醇、高血糖）

高血壓、糖尿病、心臟血管疾病、腦中風都會增加阿茲海默症的風險。研究顯示糖尿病會造成記憶或認知的衰退。高血壓且未治療者，發生阿茲海默症的風險為血壓正常者的五倍。建議患有高血壓、高血脂、糖尿病的病人，應及早接受治療，控制在正常範圍內。

避免頭部外傷

嚴重頭部外傷是阿茲海默症危險因子之一，腦部曾經受到重創的人罹患阿茲海默症的風險是一般人的四倍以上。

遠離憂鬱

老年憂鬱可能是失智症的前驅症狀，也可能是失智的初期病程。建議以運動、靜坐、瑜珈等方式釋放壓力，並學習以積極正向的態度面對生活，接受自己、家人及同事的不完美。憂鬱症患者宜定期接受治療。

不抽菸

抽菸是阿茲海默症的危險因子，相對風險上升近二倍，而戒菸可降低風險。持續抽菸的人每年認知功能退化的速度較快。

2 變調的鬱金香——巴金森病

編審／郭佩欣（神經科醫師）

鬱金香是巴金森病之花

鬱金香是象徵忠誠、榮譽，也包含愛情、祝福和永恆的花朵，它是醫學界常用來象徵巴金森病的花。鬱金香原是中亞細亞山上的野花，後來被帶到歐洲，深深吸引了荷蘭人的目光，尤其是混合了紅、白、黃、紫四色，花朵呈星狀斑或條紋、羽毛、火焰狀的「善變」鬱金香，更讓當時商賈富豪爭相收購。

而這耀眼奪目的雜色鬱金香，在二十世紀的三〇年代，經植物病理學家研究，才發現是由病毒感染造成，被感染後的鬱金香，葉子會黃化，花朵出現雜色，鱗莖變小而弱，最後逐漸死亡。荷蘭著名園藝家 J.S. Vander Wereld 本身也是巴金森病患者，雖然他有病在身，但仍不放棄鍾愛的園藝，克服了鬱金香病毒造成的危害，栽培出紅白兩色鬱金香新品種。

他將這花命名為詹姆士·巴金森，以紀念發現這個病的巴金森博士，並且也以鬱金香勉勵巴金森病人，所以鬱金香代表了給巴金森病人的祝福與鼓舞。

什麼是巴金森病？

巴金森病是一種運動障礙、慢性腦部神經退化性疾病，是因中腦黑質的神經細胞退化，導致神經傳導物質「多巴胺」分泌不足，造成休息時顫抖、身體僵硬、動作遲緩、平衡不佳等症狀，還可能出現焦慮、憂鬱和認知功能減退等症狀。

　　較早期被觀察到的巴金森病人多集中在中高齡，多半在五十至六十歲左右開始出現症狀，但隨著越來越多的年輕病人出現，巴金森的病因顯然不是人體自然老化的單一因素可以解釋。

　　根據 2001 年臺灣本土流行病學研究中，年紀四十歲以上，巴金森病的盛行率為每十萬人口 357.9 人，其中發生率為每十萬人口 28.7 人。**新近統計也顯示，全臺灣約有四萬名巴金森病人，罹病人數逐年增加，每年約有 6000 至 7000 人的新確診病例。**六十五歲以上約有 1 ～ 2% 人罹患巴金森病，罹病人數僅次於失智症。

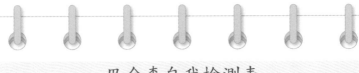

巴金森自我檢測表

□ 1. 您是否在日常生活中的動作愈來愈慢？

□ 2. 您用手寫字，字體是否變小？

□ 3. 您說話的口語，是否變含糊或微弱？

□ 4. 您從椅子上站起來，是否會覺得有困難？

□ 5. 您的嘴唇、手、雙臂或是雙腳，是否會出現抖動？

□ 6. 您是否有出現更多僵直的情況？

□ 7. 您在扣上衣鈕釦或是穿衣服，是否會覺得有困難度？

□ 8. 走路時，您是否會拖著腳走，或步伐幅度有變小？

□ 9. 走路或轉彎時，您的腳是否會看起來好像定住在地板上？

□ 10. 您或其他人是否曾發現，您在走路時，有一隻手臂沒有擺動？

□ 11. 您的身體平衡愈來愈感到困難嗎？

□ 12. 您或其他人是否曾發現，您有駝背或姿勢不正常的狀況？

巴 金 森 氏 症 判 斷 分 期

第 1 期 日常生活不受影響，單邊的肢體會規律性顫抖，動作變慢。

第 2 期 顫抖現象逐漸會出現在兩邊，身體微駝，但平衡問題尚未出現。

第 3 期 平衡問題已出現，病人日常生活也會受到限制或有些工作已無法勝任。

第 4 期 日常生活或者工作已經有明顯的限制，病人的行動需要他人幫忙或輔具。

第 5 期 病人無法自行走動，需靠輪椅或躺在床上；日常生活也需要他人照顧。

廣為熟知的巴金森病通常是因中腦黑質多巴胺細胞退化，導致多巴胺分泌不足所致。大約占七至八成病友，又以**五、六十歲之間發病的「晚發型巴金森病」最普遍；多為靜止性顫抖、步態不穩等症狀**。

四十歲以下發病的巴金森症候群，我們稱為「**早發型巴金森病**」，進一步可以再分為**青年巴金森病**，指發病在二十一至四十歲的病人，以及發病在二十歲以下的**少年型巴金森病**。

青年巴金森病的症狀與晚發型巴金森病較類似，病理學上亦有腦部黑核內路易體的存在，被認為與自發性巴金森病特徵較近似。少年巴金森病則是一些類似巴金森病症狀以及許多不同病理特徵的混合；臨床特徵為早發性、服用左多巴治療有明顯反應，但劑量過多容易引致運動障礙，較高的比例會出現肢體的肌張不全和行為異常，病理特徵是沒有出現路易士體；以家族遺傳的比例較高。

此外，**患有巴金森氏症候群的病人也可能是因為其他病變導致大腦紋狀體中的多巴胺缺乏**，這些病變包括多重系統萎縮症、進行

性上眼神經核麻痺症、大腦皮質基底核退化症、擴散性路易體症等。這類病人的神經細胞受損部分較為廣泛，通常病情轉變較快。

巴金森病依行走的不便程度以及日常生活的限制分為五期。第一期到第五期的時間也許三年，也可能是三十年，及早接受藥物治療除了可以控制病情發展，生活品質也能得到良好的改善。

常見的治療方法

巴金森病早期的治療以藥物為主，這時候的主要症狀是肢體不自主的抖動、走路困難，甚至影響到正常工作，一般在服用藥物後，行動就能復原良好。但因為巴金森病是一種進行性的疾病，多巴胺神經一直在死亡，藥物大概服用五到十年以後，就會慢慢失效，或是藥效只能維持短暫的一到二小時。這時病人的日常生活將受到很大的影響，有些人因而不敢出門，憂心藥效隨時會消失。

巴金森病用藥可能會出現一些副作用，有些副作用在身體適應後會慢慢減少。但如發生嚴重副作用時，病人或照護家屬應及時和主治醫師討論發生的時間與狀況，以便醫師調整藥物的治療做最適當的處置。

此外，不同種類的巴金森病藥物對運動障礙改善的程度不一，病人對於藥品耐受性也不一致，醫師會依病人的年齡、疾病嚴重程度、運動障礙狀況及認知能力調整藥品的組合。**病人應按醫師的指示定時服藥，不可以隨意停藥，以避免症狀惡化以及產生危險的併發症。**

手術治療

1.深腦刺激術（DBS Deep Brain Stimulation）：利用手術在病人腦中的丘腦下核（subthalamus nucleus，STN）或是蒼白球內核（globus pallidus internal segment，GPi）植入一個細長的電極導線（晶片），導線經皮下和植入於胸前的脈衝產生器（pulse generator）相連，便會產生電流來調節腦內不正常的活動訊息，達到運動症狀的控制。

不同於燒灼手術，視丘下核深腦刺激術不會破壞腦部組織，它是一種可逆式的反應，**目前深腦刺激術已成為治療巴金森病最有效的手術方式，但它也是非常複雜及精細的一種手術。**

2002 年以來，花蓮慈濟巴金森團隊已成功完成超過 263 例 DBS 手術，是臺灣單一醫學中心為巴金森病病人執行深腦刺激術最多的醫院，約占四分之一；不僅輔導國內醫學中心陸續完成個案，也輔導中國、泰國、馬來西亞等醫學中心的首例晶片植入。

昔日，對巴金森病人來說，接受 DBS 手術要面對的就是自費負擔費用高昂，為了讓更多病友能受惠，花慈濟巴金森團隊自 2006 年起，積極邀請各界人士參與爭取健保給付。健保署逐步支付手術費用，於 2015 年 1 月將機器與電池納入給付，隔年再放寬給付規定，原給付一次的限制，改為電池終身給付；直到 2019 年 8 月，DBS 手術全線材已全部納入健保給付項目，病人再也不用邊復健、邊設法籌措藥價高昂的電池費了。

2.燒灼手術：主要有**丘腦燒灼術**（thalamotomy）及**蒼白球燒灼術**（pallidotomy）。這兩種燒灼術可以破壞腦中皮質下核小區域內不正常的細胞活性，但通常手術結果是不可逆的，對於兩側均需要手術的病患，也具較高的危險性。**目前丘腦燒灼術只用於僅有顫抖症狀（Tremor）的病人，而蒼白球燒灼術也完全被深腦刺激術（DBS）所取代。**

幹細胞移植手術，已進入人體實驗

1989 年，花蓮慈濟林欣榮院長自美國取得博士學位回到臺灣之後，就開始投入藥物研發及細胞移植等醫學領域。他在 1996 年取得衛生署同意，以胚胎腦移植手術，補充退化的多巴胺細胞，將正在生長的胚胎多巴胺細胞植入病人的腦部，使腦內的多巴胺細胞增多，進而改善症狀。目前這項手術雖仍屬臨床人體實驗階段，但他仍引領研究團隊積極尋求以其他幹細胞移植治療巴金森病的方法。

另外，在日本京都大學再生醫學專家也有類似研究，利用幹細胞修復巴金森病大腦，已進入人體實驗。

親情是重新出發的力量

巴金森病病人因為運動功能會持續退化，心中的挫折感與沮喪等負面情緒，很容易隨著病情惡化而加重。因此除了配合醫師指示接受治療外，家屬也必須多關懷病人的心靈層面，以免產生憂鬱等症狀。**親情的支持和鼓勵，往往可使病人在症狀受到控制後，擺脫憂慮，重新出發。**

適度的運動，不但有助於症狀的減輕，也能放鬆心情。如果行有餘力，病人也可學習手工藝、繪畫，當成一種職能治療，用藝術陶冶心靈，忘卻病痛，多聽音樂也能達到類似的效果。

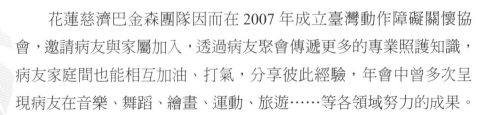

花蓮慈濟巴金森團隊因而在 2007 年成立臺灣動作障礙關懷協會，邀請病友與家屬加入，透過病友聚會傳遞更多的專業照護知識，病友家庭間也能相互加油、打氣，分享彼此經驗，年會中曾多次呈現病友在音樂、舞蹈、繪畫、運動、旅遊……等各領域努力的成果。

3 常被忽略的水腦症

編審／蔡昇宗（神經外科部主任）

在門診間，常會遇到病人巴金森病發病多年，隨著症狀越來越嚴重，醫師換藥增量也越來越多。六十多歲的林先生一天要吃四次藥，長期下來眼神失焦渙散、對談間抓不到重點、常常答非所問，甚至步履沉重無法抬起，只能整個人前傾拖著碎步緩慢前進。嚴重時，還出現頻尿，甚至到了廁所都來不及解尿的狀況。

最後林先生從臺北到花蓮，希望藉由手術深腦刺激術（DBS）來改善他的動作障礙。只是當林欣榮院長看完林先生的症狀及用藥後，認為林先生的巴金森病並沒有嚴重到需要吃那麼多藥，隨即在醫囑中把四餐藥減為二餐，同時開了磁振造影（MRI）檢查。

果然，除了巴金森病，林先生還有典型的水腦症，就是俗稱的腦部積水，在腦神經外科，兩病的症狀差不多。和巴金森不同的是，水腦症可以手術引流治療，傳統開顱引流手術和微創的腰腹腔引流手術即可大為改善。

什麼是水腦症？

水腦症的典型症狀是記憶力缺損、步態不穩且動作緩慢，及頻尿甚至失禁等三項指標性症狀。在臨床教學上，林院長常會提醒年輕醫師，前面二項症狀和阿茲海默症（失智症）、巴金森病類似，而年長者男性常有攝護腺問題，女生也因為停經會伴隨一些泌尿道疾病，醫生的角色就是要依照症狀及相關檢查結果釐清並審慎診斷。

人類腦部每天會分泌約 500cc 的腦脊髓液，於腦室與脊椎內循環，隨年紀漸增，腦部功能衰退，引起腦脊髓液在循環過程吸收不

完全，積聚於腦室內壓迫至神經，就可能罹患「常壓性水腦症」，
但由於症狀相似，常被單純的診斷是阿茲海默症或巴金森病。

巴金森氏症 VS 阿茲海默症差異性

巴金森氏症		阿茲海默症
中腦的黑質神經細胞退化，無法正常製造多巴胺	腦部變化	大腦海馬迴和大腦皮層的神經細胞退化
● 手腳顫抖 ● 30%患者合併失智症 ● 全身肌肉僵硬 ● 動作遲緩 ● 執行力變差 ● 注意力減退 ● 難以控制情緒	症狀	● 健忘 ● 容易迷路 ● 思考及規畫力變差 ● 情緒不穩定 ● 認知功能障 ● 語言能力降低 ● 行動能力降低
行動衰退為主	特徵	智力及腦力衰退為主
● 藥物治療：如左旋多巴胺等 ● 手術治療：深部腦刺激術等 ● 復健治療：如物理治療等	治療	僅能以藥物、認知訓練及懷舊療法緩解症狀，目前仍無法有效阻停或逆轉病程。
併發肺部感染，跌倒感染性休克	常見死因	併發肺部感染、皮膚或泌尿道感染，或慢性衰竭、惡液質、多器官衰竭

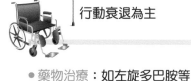

過去在常規的治療上，大部分的水腦症常常是因為出血性中風、頭部外傷，或者是腦腫瘤所衍生，這些病人的水腦症通常是疾病或腦傷急性期造成，腦壓會比較高；相反的，**常壓性水腦症，是因為在年紀大的長輩因為神經退化的關係，腦水循環排放系統產生問題，卻常常被忽略。**

其實腦水循環就好比是腦部的一個清潔系統，腦水像是流動的溪水，會把腦部的廢棄物帶走，這也是目前科學認為腦水循環的主要功能之一，甚至目前腦水循環障礙也被認為是造成失智症的主要病因之一。因此腦水的排放產生問題，排的量減少，導致積在腦部的水慢慢增加，除了壓迫到腦神經，也可能導致那些沒有完全排放的廢棄物在腦部堆積，因此引流手術就是要治療這兩個問題。

新進腰腹腔引流手術當下解病苦

傳統腦水引流手術一定要開腦，在腦部放一條管子，經由皮下到腹部，把腦水引流到腹部。為什麼會引流到腹部，因為這地方的手術相對安全，而且可以吸收這些水。以前病人一聽說要開腦，就會猶豫，有比較多的顧慮，而不敢接受手術，但是一般來說，腦水引流以後，伴隨的相關症狀都可以得到很大的改善。

腰腹腔引流手術是最近幾年才有的新術式。因為腦水循環系統會自腦室到脊椎神經，**手術利用身體特殊的結構，在腦水經過的腰椎處放置細細的引流軟管，將腦室內的脊髓液排至腹部，使擴大的腦室變小，不需要開顱，且手術傷口小**；除了提高安全性，腰椎腹腔引流管還設有了一個非侵入性的調節壓力的裝置，方便醫生在門診時調節腦壓。

　　如果確認是腦積水，就是應該要引流，早期治療即能改善。雖然一聽到要手術，病人就會有壓力，但是腰腹腔引流手術對神經外科的病人來說是微創的，傷口小，恢復也快，手術順利的話，快則兩三天就可以出院。手術的時間約三十分鐘至一小時。

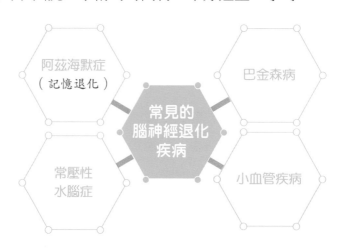

　　老人家常見的腦神經退化疾病有四種，阿茲海默症（記憶退化）、巴金森病之外，就是常壓性水腦症和小血管疾病，而常常被忽略的水腦症是可以治療的，而且越早發現，越早介入，把腦水引流之後，病人的預後也常有戲劇化的結果。常壓性水腦症的診斷與治療，在近來已逐漸獲得神經外科醫學界的重視。

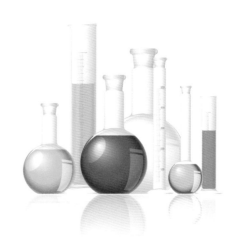

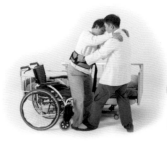

4 可怕的腦中風不要來

編審／陳俞名（神經科醫師）

　　腦中風是造成全球人口死亡與失能的主要原因，終生的發生率是六分之一；根據衛生福利部統計，腦血管疾病在十大死因居高不下，一直排在第二至第四位之間，平均每年奪走一萬多條寶貴的性命。只要中風過一次，未來每年再中風的機率約 2 ～ 3 ％，風險是一般正常人的 9 倍。

　　腦中風一旦發生，重則意識不清或死亡，輕則造成肢體行動不方便，即使存活後通常會遺留下不同程度的神經功能障礙，失能的後遺症也是成人殘障的主因之一，不僅造成病人與照顧者沉重的負擔，也嚴重影響生活品質。

中風為什麼這麼可怕？

　　中風來時就像一陣風，病人可能突然就說不出話來或手腳不聽使喚。這是因為腦是掌管身體各部門的中樞，如運動、感覺、認知和協調肢體等功能。為維持腦部功能正常，就要靠血液供給充足的營養。

　　你一定很難想像，人的腦部布滿密密麻麻的血管，血流量非常大，約占人體血流量的 20 ％，也就是人體有五分之一的血液都集中在腦部，當腦部中有一條血管被塞住或破裂，就會造成腦部一部分的細胞壞掉，喪失原來的功能，例如手腳癱瘓，說不出話來，失去生活自理的能力，甚至危及生命。

　　由於腦中風發生時常常會讓人措手不及，脆弱的腦細胞卻只容許五分鐘的缺氧，一旦中風引發腦細胞死亡，中風的病人就算逃過死神的魔掌，還得面對行動不便或癱瘓等後遺症的折磨。腦中風會出現哪

些徵兆？最簡單容易學的四口訣是利用中風常見的徵兆「F-A-S-T」，如從臉部的微笑、手部動作如舉手及說話可以做為準確的判斷：

微笑

Face
臉部

- 要求患者微笑一下
  →判斷是否臉部兩邊不對稱（如嘴巴歪一邊）

舉手

Arm
手部

- 要求患者將雙手往上平舉
  →判斷是否單手會往下滑（一邊手比較沒有力）？

說句話

Speech
說話

- 要求患者重複簡單語句
  →判斷是否無法重複敘述（口齒不清）？

119

Time
時間

- 如果上述三種症狀有出現一個徵兆，代表可能是中風
  →請速撥打 119，趕快就醫診治。

中風可分為兩類型

一、缺血性中風

缺血性中風最常見，占中風比例的70%，主要有血栓性與栓塞性兩種，偶爾是血管痙攣或腦瘤壓迫血管所引起。在一般正常血管中，血液流動順暢，一旦血管老化，就可能

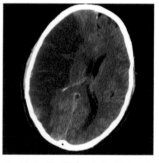

▲ 缺血性腦中風（電腦斷層）

失去彈性，造成阻塞。例如血栓性腦中風因腦血管壁粥狀樣變化使血管腔愈來愈小，甚至完全阻塞；栓塞性腦中風是因心臟亂跳導致血管中產生一團血栓物體（栓子），隨血流卡在口徑較小的血管，突然阻絕了血液的流通。腦細胞無法得到養分就壞死，稱之為缺血性中風。

由於腦組織在缺乏血流後，會很迅速喪失其功能，而產生所謂中樞神經學症候群，如肢體無力、感覺麻木、吞嚥困難、語言障礙、

智能障礙、甚至失明、意識不清、昏迷等症狀。此時便應立刻前往急診就醫，以進一步做相關檢查診斷；有時這症狀可能很快消失，但仍要盡快找醫師確定診斷與施行治療不可忽視；否則可能會再發或惡化，從暫時性腦缺血變成缺血性腦中風。

二、出血性中風

出血性中風的主要原因是腦血管硬化、血管壁變薄且脆弱，引起腦部血管破裂，導致顱內出血。依出血原因又可分為**腦內出血**和**蜘蛛膜下腔出血**。雖然出血性中風的發生率較缺血性腦中風低，但因病程發展迅速，所以死亡率和致殘率相當高。出血性腦中風可以分為以下三種：

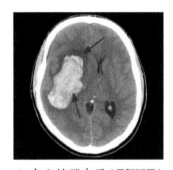

▲ 出血性腦中風（電腦斷層）

1. 高血壓性腦出血：是出血性腦中風最常見的原因。長時間高血壓，會使腦中的動脈血管壁變得脆弱，脆弱的血管一旦破裂，就會發生腦出血。

2. 顱內動脈瘤破裂：以蜘蛛膜下腔出血居多。

3. 腦血管動靜脈畸型：好發於年輕族群。

一般來說，一旦有情緒激動、便秘、過度疲勞、激烈運動等使血壓突然飆升的情況時，硬化的血管便容易破裂出血。發作時，病人會有突發性的頭痛欲裂、意識喪失、噁心嘔吐等症狀，有時甚至在短時間內呼吸、心臟停止而死亡。

如何預防中風？

大部分的中風是可以藉由飲食與生活型態、高血壓、高血糖、高血脂等三高的治療控制來預防的。注意以下幾點，就能降低罹患中風的風險：

1. 掌握三高關鍵控制數字：高血壓、高血糖、高血脂個案發生中風的風險分別是非三高個案的 2.84 倍、2.86 倍及 2.37 倍。若發現有三高問題，務必就醫，遵照醫師指示用藥及定期回診追蹤，將三高數值控制在血壓 < 130 ／ 90mmHg、醣化血色素 < 7%、低密度脂蛋白膽固醇 < 100mg ／ dl。

2. 選擇健康飲食：掌握三少二多原則，即少調味品、低油脂、少加工食品、多蔬果、多高纖；建議每日鈉的攝取量少於 2.4 公克（相當於 6 公克的食鹽；1 茶匙）。

3. 養成規律運動的習慣：維持每週五次（或至少 3 次）的運動。每次 30 分鐘，依身體狀況挑選健走、伸展操、跳舞、慢跑、騎自行車等活動。

4. 維持健康體重：肥胖會增加高血壓、冠心病、心衰竭或中風的風險，建議 BMI 維持在 18.5 ～～ 24 之間，腰圍男性小於 90 公分，女性小於 80 公分。

5. 拒絕菸酒危害：直接吸菸或被動吸入二手菸、過度飲酒，都會增加罹患中風的風險，鼓勵民眾要立即主動戒菸、戒酒。

中風可以篩檢嗎？

國民健康署提供四十到六十四歲民眾每三年一次，六十五歲以上民眾每年一次的免費成人健康檢查，掌握個人包括血壓、血糖、血脂、BMI、腰圍等心臟病、腦中風的重要危險因子，調整生活習慣及控制三高，遠離疾病威脅。

另外，現代醫療科技進步，也可藉由自費健康檢查如腦部的磁振造影（MRI），了解腦部及腦血管的狀況，評估腦血管是否有老化以及老化的程度，提早接受腦中風預防藥物的治療。

懷疑腦中風，立刻撥打 119

如果出現腦中風症狀（突然臉歪、手腳無力、講話不清楚），請立刻撥打 119 送急診！

送院前的準備

 1 請患者微笑、舉手、說句話。

 2 確定患者發病的正確時間。

 3 勿餵食任何藥物、食物、水、飲料。

解開緊身衣物，幫助病患呼吸。 6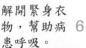

迅速撥打 119。 5

將其頭部抬高 30 度，將麻痺的那一側朝上側臥。 4

 7 仔細觀察病患的意識程度，呼吸、血壓、心跳的變化，上下肢、左右側運動與感覺的狀況。

若有血糖機，先測血糖，到達急診室開始計時。 8

到達急診室開始計時

10 分鐘內

完成一般評估
- 評估生命徵象
- 抽血檢驗（全血球計數、電解質、凝血試驗、血糖）
- 12 導程心電圖
- 啟動中風小組
- 會診神經內科

25 分鐘內

完成神經學評估
- 詢問病史，確定中風時間
- 神經學檢查，決定中風嚴重程度（NIHSS）
- 完成電腦斷層檢查

45 分鐘內

完成電腦斷層判讀
沒出血
- 可能是急性缺血性中風，考慮施打血栓溶解劑
- 檢查是否合適使用此治療方式
- 神經缺損是否有變化或已改善

有出血
- 會診神經外科

60 分鐘內

確定患者是否適用血栓溶解劑，並開始治療
- 評估患者是否適用血栓溶解劑
- 向患者或家屬說明使用血栓溶解劑的利弊
- 完成施打血栓溶解劑
- 移至加護單位密切監測血壓、神經學變化

若患者無法接受血栓溶解劑治療
- 開始支持性療法

5 睡眠障礙知多少——睡眠呼吸中止症、睡眠過多、猝睡症

編審／張恩庭（胸腔內科醫師）

　　根據台灣睡眠醫學會 2017 年發表的調查結果顯示，**台灣慢性失眠症的盛行率為 11.3%**。然而，談睡眠障礙，除了一般常聽到的**睡眠過少（失眠）**之外，**睡眠呼吸中止症**、**睡眠過多**、**猝睡症**也是常見疾病。而且各有病因，必須針對這些病因給予適當治療，才能根本解決睡眠問題。

　　睡眠最主要的功能就是幫助人體恢復白天活動後所損耗的體能，並調整和重組人的情緒行為和認知記憶。一般成年人平均睡眠時間約 7 至 8 個小時。

　　失眠的原因很多，包括焦慮、憂鬱症、躁症、壓力過大、哀慟等精神問題，過度擔心自己會失眠也可能是遲遲無法入眠的原因。患有夜間腿部抽動症候群、夜尿症、睡眠呼吸終止症候群，也會嚴重影響睡眠品質，時睡時醒。

　　其它造成失眠的原因，也包括：藥物濫用、茶、咖啡、尼古丁引起的不良副作用；或者睡前進食過量、胃酸逆流、疼痛、心肺功能不良等因內科疾病導致身體不適進而影響睡眠等等。

　　有些人的睡眠障礙並不是睡不著，而是在睡眠時長期處於淺眠狀況。深層睡眠時間過短，就算睡了 7、8 個小時，早上起床時還是會覺得沒有睡飽；有的人則是因為過早醒來，導致整體睡眠時間短於 5 個小時。睡眠過多（嗜睡）的原因包括：睡眠呼吸中止症候群、猝睡症或睡眠不足引起。

什麼時候該就醫？

　　一旦出現睡眠障礙，很容易導致白天發生疲倦，記憶力衰退、注意力不集中的狀況，還會出現脾氣暴躁、焦慮與憂鬱表現。這些都是失眠障礙很重要的表現，否則只是單純的入睡困難。一般而言，每個星期有 3 天睡眠出現這些情況，或是失眠持續一個月，就算是明確的睡眠障礙。這時建議要尋求家醫科或身心科醫師專業協助，由醫師評估睡眠狀況、相關症狀、生活影響的嚴重度，或進一步安排相關檢查。

什麼是睡眠呼吸中止症？

　　睡眠問題是近年全球關注的健康議題，臨床上除了失眠，最常見的睡眠呼吸異常病人，現代醫學將睡眠期間的呼吸紊亂分成三類：

1	2	3
中樞性睡眠呼吸中止症	阻塞性睡眠呼吸中止症	肥胖通氣不足綜合症

　　臨床上，常有病人工作時需要高度專注力，回到家倒頭就睡，但無論睡再久，隔天醒來還是覺得很累。有時鼾聲大作，有時好像呼吸不過來，頻率可能於一小時內發生數十次，後來到胸腔內科門診，醫師檢查後，發現病人患有睡眠呼吸中止症。

　　上呼吸道在睡覺時反覆性的塌陷，是常見的阻塞性睡眠呼吸中止症，因為上呼吸道反覆性塌陷，會導致反覆性的缺氧，當大腦感受到氧氣不足，就會提醒肌肉不能睡太沉，因此病人會一直處於淺睡層，沒辦法進入深睡層，導致病人即使睡了很久，第二天醒來還是覺得很疲倦。

一小時缺氧 15 次以上須就醫治療

　　有睡眠呼吸中止症的人，通常都會伴隨打呼，醫師指出，若病人在一小時內缺氧五次以下，是可以接受的範圍；但若超過每小時

十五次以上,就須接受治療。**有睡眠呼吸中止症的民眾,罹患糖尿病、高血壓的機率是一般人的二至五倍。**

人在睡眠中心做夜間多頻睡眠檢查,從頭到腳必須接上 20 多條線,頭部的線測量腦波,眼睛測眼動速度、鼻子測氣體流量、脖子下巴測是否有打呼的聲音、胸部貼心電圖、手則是測血氧及血壓,胸腹綁上胸腹綁帶測量呼吸起伏等。

線路貼好後,病人躺在床上睡一覺,一般來說最好能睡滿六小時,至少也要四小時,這樣的報告結果才是有效的。現今也有發展出許多便利的居家檢測睡眠儀器可篩檢相關的初步睡眠疾病。

睡眠呼吸中止症長期對心血管疾病風險很高,短期對病人日常生活也有相當程度的影響,適當的治療,才能防範未然。目前治療阻塞性睡眠呼吸中止症的方法很多,輕者使用,有手術切除軟組織與上下顎骨整形、牙套矯正和主流的陽壓呼吸器等,各有其侵入性風險和不便之處,讓病人有些抗拒。市面上亦有許多非常有創意的治療方法,可惜都沒能完全解決問題。因為治療選擇眾多,醫師會針對每個人不同的情形與需求建議不同的治療方式,甚至多種療法搭配使用。

呼 吸 中 止 症 候 群

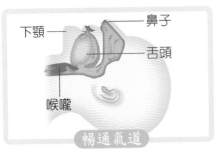

▲ 正常人在睡眠時。空氣的進出路線。

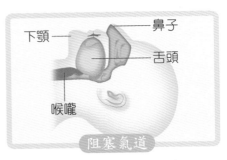

▲ 睡眠呼吸中止症的患者。其咽喉之軟組織再躺下時會阻塞呼吸道導致缺氧。

6 多重原因的老年憂鬱症

編審／陳紹祖（精神醫學部成癮精神科主任）

　　隨著高齡社會的來臨，老年人口增加，老年憂鬱症越來越被注意，因為它影響老人家的生活品質，也增加照顧者的負擔。老年憂鬱症真正的原因尚未確認，可能與腦部或體內分泌的物質失去平衡有關，也有可能是因為角色、社交圈的改變。

　　有的老人擔心失去配偶，有的老人因為社交圈凋零，或者是背負著家庭經濟的壓力，也有可能與下一代的權力異動產生摩擦。特別是因為城鄉差距，年輕人在都會區或外縣市打拚，老人有被「獨居」的可能性；也有人因為慢性病纏身，失去行動能力……等。

身體老化現象		老年憂鬱症
較常出現關節疼痛、骨鬆、血壓或代謝不佳等問題	身體狀況	經常埋怨身體疼痛（頭、胃或關節等），但檢查正常
多重失落、情緒低落	情緒	看任何事物都不順眼、悶悶不樂
身體老化，記憶力下降	記憶力	注意力明顯減退，不集中，經常強調自己想不起來
容易重覆嘮嘮叨叨	言語	經常會自責，負面語詞，感到自己無價值感
容易感到疲倦，但仍有活力做事	作息及行為表現	對所有的事物不感興趣，也不想外出，常失眠

另外，我們常看到老人不僅有記憶的問題，情緒的改變也往往被認為是老化或慢性病的現象而被忽略。老年憂鬱症不僅會降低生活品質，事實上也是一種慢性疾病。情緒的改變包括低落、焦慮、悲傷、孤獨、倦怠，覺得體力、能力不如人，喪失自信心，想依賴子女又擔心成為子女的負擔，或者與家人無法相處等家庭問題，甚至有的老人還得面對財務壓力。

老 年 憂 鬱 症 的 4 項 治 療

規律運動
透過每日規律的運動生活，除了可以改善體適能、老年憂鬱症，對於整體的健康有實質的提升作用。

心理治療
如認知行為療法、人際心理治療等。心理治療與藥物治療效果大致相似，約有 45 ～ 70% 的患者可獲得改善。

藥物治療
提高神經傳導物質功能，通常服用 12 週或更久才能見效。但需考量共病多重用藥的風險。通常只有 40 ～ 65% 的患者可達到適當的效果。

電痙治療
已被證實是安全、低風險的療法，利用微量的電流通過腦部引起大腦放電，但此治療需要在精神科住院進行。

比較令人憂心的是，住在偏鄉的老人，以花蓮為例，特別是鳳林以南的鄉鎮，有許多子女因工作距離無法照顧家中長者，或者因長者不願改變生活離鄉與子女同居，一旦無法自理生活時，家人就只能請個外傭陪伴。出現失智症狀態時，通常是因為家庭事故，如廚房失火，或者跌倒骨折了，到醫院治療時，才輾轉被診斷出已罹患失智症。

長期心血管病變恐引發老年憂鬱症

　　根據一些醫學研究報告發現，**罹患高血壓、糖尿病、中風、心臟病、周邊血管病變等與血管病變相關的疾病，相對有更高的機率罹患老年憂鬱症**。而老年憂鬱症也可能導致身體的疾病惡化，建議年輕人儘可能撥出時間關心及陪伴長輩，若發現長輩有情緒過度焦慮不安或鬱悶不開朗的情況，應儘早陪伴就醫，到老人醫學科或身心醫學科，均可進一步評估。

　　關於老年憂鬱症的治療，透過醫師專業評估分級後，年長者也可以進入長期照顧系統，透過專業人員的陪伴照護，可以遠離生活的孤單與寂寞感。

　　若是發現年長者有老年憂鬱症現況，及時透過專業醫師的診治可以獲得有效的改善，重新回歸良好的生活品質、加強自我照護能力，還有降低住院率及自殺風險等，只要早期接受治療，就能獲得較好的效果。

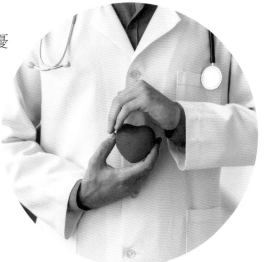

▲ 建議以同理心多關心及陪伴家中長輩。

[眼科]

白內障、青光眼、高度數近視、3C 眼、飛蚊症、老花、黃斑部病變

1 視茫茫、眼朦朦的白內障和青光眼

編審／林虹君（眼科醫師）

你知道人們最怕失去功能的器官是什麼嗎？答案是「眼睛」！回想起來，當我們還是幼童的時期，對於黑暗就有莫名的恐懼，更何況是對眼睛有很大依賴的成人！若是在夜晚突然停電，眼前一片漆黑，通常會聽到很多人會尖叫、大喊：「我看不見了！」由此可知，人們對於黑暗的恐懼是來自於眼睛失明、看不見的慌張。隨著臺灣社會逐漸邁入高齡化，退化所帶來的眼睛疾病，像是白內障、青光眼已成為中老年人需要面對的眼睛疾病了。

年老了，眼睛看不到是宿命嗎？

「視茫茫、髮蒼蒼、齒搖搖！」講的是人老時身體的機能退化。一般來說，好像年紀大了，就會有視力漸漸模糊的問題，而**造成老人家眼睛模糊的原因，多半是因為白內障！**白內障是指原本清澈透明的水晶體，受到某些因素影響，像是變性、受傷，變成混濁而影響視力的一種疾病。

　　水晶體在我們一生當中都一直不斷的生長，它的大小和重量會隨著年紀而增長。在正常新生嬰兒時期，水晶體是透明、精細柔軟的組織，隨著年紀增長，它的內部會因為受到擠壓、氧化而逐漸變得混濁，年紀越大硬化程度越大，且透明度越來越差，漸漸的視力就會變得模糊了。

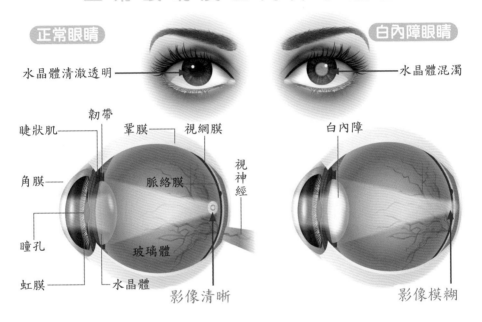

正 常 眼 睛 及 白 內 障 示 意 圖

正常眼睛 — 水晶體清澈透明
白內障眼睛 — 水晶體混濁

睫狀肌　韌帶　鞏膜　視網膜　白內障
角膜　脈絡膜　視神經
瞳孔
虹膜　玻璃體　水晶體　影像清晰　影像模糊

　　所以白內障常見於五十歲以後的中老年人，而且發病率隨著年紀的增長而增加，到了七十五歲以上機率更提升 70％。甚至有一句話說「只要活得夠老、夠久，每一個人都會得白內障。」

怎麼知道是白內障？

　　白內障在早期不會有什麼明顯的徵兆，眼睛不會產生疼痛或是發紅，視力也不會受到太大的影響。但是，當白內障的情況逐漸變

PART 1

【眼科】

① 視茫茫、眼朦朧的白內障和青光眼

得嚴重，就會出現症狀，影響日常生活。一般來說，除了視力模糊是白內障的共同特徵外，不同類型的白內障也會有不同的症狀：

白內障的 3 種類型

	核性白內障	皮質性白內障	後囊性白內障
	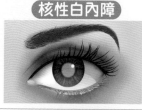	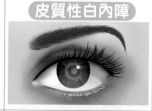	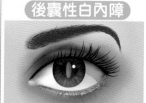
症狀	從水晶體中央的胚胎核開始，漸漸向周圍的成年核發展，呈黃褐色混濁，越近中央部分混濁越深。核性白內障發展較為緩慢。	因水晶體皮質內離子的成分改變，及水晶體纖維的含水量增加導致的皮質混濁。好發於**糖尿病患者**。	因水晶體上皮細胞增生，且向後長到後囊及後皮質層，而造成混濁的。好發於**服用類固醇患者**、**糖尿病患者**。
示意圖	★日間視力：**模糊** ★夜間視力：**模糊**	★日間視力：**影響小** ★夜間視力：**影響大**	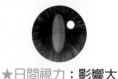 ★日間視力：**影響大** ★夜間視力：**影響小**
說明	※患者會覺得影像顏色變得晦暗，可能合併有近視加深的問題，嚴重的甚至近視度數不斷增加。	※患者通常會覺得閱讀時光線不足且吃力，或是陽光下覺得光線刺眼及視力模糊。	※患者可能出現畏光現象。

白內障一定要開刀嗎？

很多人一聽到手術就會感到十分緊張，更別說是要在眼睛上動手術了，老人家通常只要聽到開刀，馬上就想打退堂鼓。不過，到目前為止，還沒有藥物可以治療白內障，一般點眼藥水，充其量只能減緩白內障的進行速度而已，所以，手術摘除白內障還是唯一有效的治療方式。

由於白內障是一種漸進式的疾病，病患往往會問要模糊到什麼樣的程度才會需要手術。其實，**不論視力剩下多少，也不管白內障是否「熟」了，只要白內障已經明顯影響到個人的工作及日常生活，就可以考慮接受手術**。現階段的手術可以分為以下三種方式：

傳統手術

用開刀的方式，取出有混濁的水晶體，再放入人工水晶體。傳統的手術傷口較大，需要較多的復原時間。

超音波晶體乳化術

以手術刀做微創傷口，在手術時應用超音波，將混濁之白內障震碎乳化然後吸出，接著再植入人工水晶體，所有步驟只須在眼白旁邊大約 0.22～0.28 公分的切口就可完成，隔天就可以重見光明了。因為這種手術傷口極小，所以復原的時間縮短了，病人可以很快恢復，過正常的生活。

雷射

最新的術式，使用微雷射切割創傷口，再合併使用超音波震碎並吸出白內障。優點是雷射手術傷口正圓，人工水晶體植入後的位置可能較不易偏移，但需額外自費近 10 萬元，目前尚未有健保給付。總體來說，以超音波手術就可以達到相當完美的手術結果。

其實，隨著醫療技術的改良，**白內障手術已經發展為一種成熟的手術，有將近 95% 以上的成功率**。初期，輕度白內障者，尚不須手術，如果視力模糊嚴重程度已影響到日常生活，則可施行白內障摘除併人工水晶體植入手術。

通常，手術後一個月內應儘量避免眼睛碰水及撞擊，並依照醫囑戴上眼罩保護眼球。術後約二至四週，視力便可漸漸穩定，若有更加紅腫、疼痛、視力減退等異常現象，請立即回診。

白內障不治療，會瞎掉嗎？

白內障程度嚴重者，視力會很差，有跌倒骨折增加的風險，甚至無法應付日常生活。在一些醫療不普遍的地方，有的白內障患者

往往已經發展到「過熟期」的程度，可能會併發青光眼或是虹彩炎等疾病，也可能會導致永遠失明。

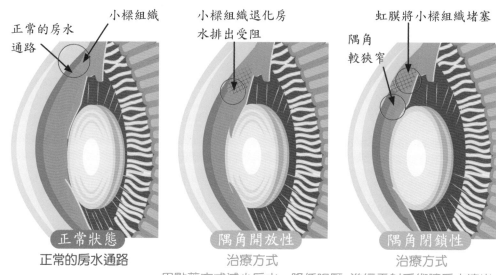

隅角開放性青光眼及隅角閉鎖性青光眼

正常的房水
通路

小樑組織

小樑組織退化房
水排出受阻

虹膜將小樑組織堵塞

隅角
較狹窄

正常狀態
正常的房水通路

隅角開放性
治療方式
用點藥方式減少房水、降低眼壓

隅角閉鎖性
治療方式
進行雷射手術讓房水流出

　　青光眼和白內障都是常見於中、老年人身上的眼睛疾病，兩者是常常併發的。由於白內障形成的時候，水晶體會腫大，向前壓迫到隅角，進而阻礙眼內的房水（房水主要功用是提供眼睛營養、保持眼睛光學功能、維持眼壓及眼球形狀）流出，這時候就有可能造成急性青光眼的發作（如頭痛、嘔吐、血壓上升、眼睛紅、脹痛及視力模糊）。而青光眼本身也會使白內障更加惡化，所以兩者互有因果關係存在。青光眼可分成兩種：

　　1.隅角開放性青光眼：又分原發及次發性兩種，它經常沒有症狀，所以最容易忽略。因其眼壓是慢慢增高，病人不會覺得頭痛，只有在末期會視力模糊。

2. 隅角閉鎖性青光眼：急性發作的病患會突發視力模糊、眼睛紅痛、頭痛、噁心或嘔吐。另有**慢性隅角閉鎖性青光眼**，其症狀較輕，有時甚至沒有症狀，有些人晚上看電燈會有彩虹圈，或是在比較昏暗的地方，眼球會覺得脹痛，甚至頭痛。

由於青光眼大多症狀不明顯，**病患一旦發現自己罹患青光眼時，往往已經是後期了**，更可怕的是，這種視神經破壞幾乎是不可逆轉的，目前還沒有辦法完全治癒，只能有所控制，不要讓病情惡化而已。要得知是否罹患青光眼，要定期測量眼壓，因此建議四十歲以上每年測量一次，有高度近視，心血管疾病、糖尿病，及青光眼家族史者，應每隔半年測量一次，其次是視神經檢查。

由於青光眼最早影響神經，藉助視神經檢查，可早期診斷出青光眼。視野檢查也很重要，除了可確定診斷，也可得知青光眼是否控制得宜，需不需要更積極的治療。另外經由測量視神經纖維的儀器，更可早期診斷出青光眼。

青光眼的治療方式需要依照不同的情況和原因，選擇不同的治療優先順序：

1. 藥物治療

青光眼一般會先使用藥物來治療，像是點眼藥或口服藥，這些藥物都是減少房水生成或促進房水的排出，以達降眼壓的效果，使青光眼得到良好的控制，大部分的隅角開放性青光眼，多以藥物控制為優先考慮，如果用藥物治療沒有效的話，才會使用雷射或手術治療。

2. 雷射治療

主要是利用雷射的方法，促進排水管的暢通或前後房的流通。如：隅角閉鎖性青光眼以雷射在虹膜上打洞，而使前後房的阻塞變得流通以降低眼壓。

3. 手術治療

以開刀方式建立一個人工引流管道及空間，疏通眼內的防水以降低眼壓。若是因為白內障導致隅角閉鎖型青光眼，則須同時進行白內障手術和青光眼手術以達較佳的療效。

靈魂之窗，不可輕忽！

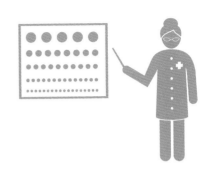

最後要告訴大家的是，不管是青光眼或是白內障，千萬不要因為害怕去看醫生或是動手術，一直拖延不就醫的話，最後的結局真的會導致失明。眼睛是我們的靈魂之窗，也是生活上的好幫手，平時一定要好好照顧和保養。建議每年都要去眼科做一次檢查，早期發現、早期治療，才是維持雪亮雙眼的不二法門。

打敗惡視力健康操 眼球動一動

做護眼運動時，頭部要保持固定，不要左晃右晃，只需要眼球移動即可。

1

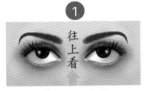

往上看

①往上看看

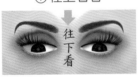

往下看

②再下看看
※上下各 10 次

2

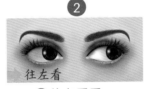

往左看

①往左看看。

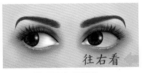

往右看

②再右看看。
※左右各 10 次

3

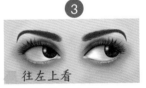

往左上看

①往左上看。

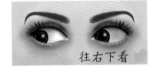

往右下看

②往右下看。
※左上右下各 10 次

2 高度數近視與 3C 眼、飛蚊症、老花、黃斑部病變

編審／何明山（眼科醫師）

近幾年來，隨著平板電腦、智慧型手機等 3C 用品普及，不少人一看不清楚，就習慣手指一滑放大畫面，結果反而易因此忽略視力減退，更放任近視度數狂飆，甚至出現飛蚊滿天飛的症狀。事實上，伴隨著近視度數增加，「飛蚊症」成為高近視族群常見的眼科症狀之一，其中視網膜剝離的機率比沒近視的人還多了四十倍，不可不慎。

3C 使用過度，小心視網膜剝離與早發性白內障

曾經有一位十五歲的國中生，從小近視加上過度使用電腦，雙眼近視都超過七百度。平時眼部沒有任何不舒服，只有偶爾覺得看東西變得模糊，有時候眼前會忽然飄浮許多黑點，眨眼好像看見閃電，以為是近視度數加深了，經過檢查才發現原來是患有視網膜剝離，接受手術後視力才漸漸恢復。

雖然玻璃體混濁退化造成的飛蚊症，好發於中高年齡層，但是近視度數較高（一般指近視 600 度以上）的年輕人也要特別注意，若是突然發現眼前飛蚊數量大增，或是看見類似閃光，而且閃光頻率增加，或甚至已經造成視野缺損時，應該立刻找專業的眼科醫師作詳細的視網膜散瞳檢查，看看是否有其他變化。

很多視網膜剝離病人抱著「自己會好起來」的希望，以致延誤就醫，影響治療後的視力恢復。其實視網膜剝離後不可能自行貼合，而必須透過手術修補，目前所使用的治療方式依視網膜症狀的輕重，

可分為**鞏膜扣壓術**、**氣體填充術**以及**玻璃體切除術**等治療方式；若是飛蚊症造成**格狀視網膜病變**或**視網膜裂孔**，則需以**雷射治療**，以修補病變處及裂孔處，防止水分滲入，造成視網膜剝離。

玻璃體切除術的優點，具有縮短手術時間、降低病患的不適感外，針對年齡較大的視網膜剝離患者可同時處理白內障的問題，且成功率可達到 98％，漸漸成為多數人治療的主流。

特別是持續使用 3C 產品的「低頭族」，不僅常用眼過度，也容易忽略自己度數暴增。建議 600 度以上的高度近視者、每年近視持續增加 100 度的患者，每半年就要接受視力檢查，除此以外，**使用智慧型手機、平板電腦，最好一天不超過 1 小時，這些都能有效預防早發性的白內障與視網膜剝離。**

3C 眼 焦 距 的 調 節

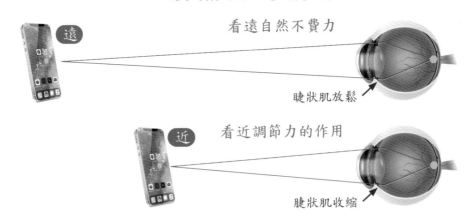

看遠自然不費力

睫狀肌放鬆

看近調節力的作用

睫狀肌收縮

40 歲以上抗老花，每兩年檢查一次

離不開 3C 產品的日常生活，也容易出現早發性老花。我們常把眼睛比喻成相機鏡頭，水晶體在看遠看近時會自動對焦。睫狀肌

就是調節水晶體的肌肉，看遠時會鬆弛狀態，看近時，就會呈現緊張收縮狀態。對於兒童青少年來說，因長時間近距離看書、看電視、使用電腦，造成睫狀肌疲乏，容易加深近視。對於許多三、四十歲上下的上班族來說，常常是近距離使用眼睛到眼睛疲了、不舒服時才會休息一下，久而久之就可能出現看手機字幕不清楚等老花眼症狀。

老花眼是老化的自然過程，眼睛看近物時，眼球內投射過多光線於水晶體而非視網膜，也就是發生屈光不正的現象，影響了眼睛對近距離景物的聚焦能力，主要症狀是看不清楚小字體。如果看不清楚手機上的字、餐廳的菜單、物品的標價；看報紙時必須拉遠才看得清楚，就是已經出現老花了。

老花眼治療，耳熟能詳的就是配戴老花眼鏡，據了解始於十三世紀晚期，就有老花眼鏡改善老花視力。一般說來，老花眼的度數到六十歲之後才會逐漸固定，最深約在三百度左右。因此，**四十歲以上患有老花眼的人，建議平均每二年檢查一次，以取得最適合的老花眼鏡度數。**

老花雷射近視手術是用來矯正近視散光遠視，又同時刻意保留一些度數。也就是說一副眼睛做足矯正，用來看遠；另一隻眼睛則保留輕微約 75 至 100 度的近視度數，用來近距離閱讀。

另外，針對白內障合併老花的病人，可使用**人工水晶體置換手術**治療，植入多焦人工晶體。通常針對五十五歲以上，又白內障症狀的病人，醫師會建議選用「**抗老花晶體置換術**」，同時改善老花、近視或遠視、散光及白內障等問題。

黃斑部病變治療，越早介入越好

如果視覺變模糊，物體或直線變形或扭曲，這可能是黃斑部皺褶的症狀。

眼睛確實就像一部精密的相機，緊貼在眼球內壁的視網膜就如同底片一般，是最重要的感光組織。視網膜的中心稱為黃斑部，是感光功能最敏銳的部位。黃斑部如果發生病變，會立即影響病人的視力。老年性黃斑部病變、糖尿病黃斑部水腫、網膜靜脈阻塞、黃斑部裂孔及黃斑部皺褶等都是常見的黃斑部眼疾。

黃斑部皺褶就是黃斑部長了一層薄膜狀的纖維組織，阻礙了視網膜的感光功能，就像隔著毛玻璃看東西一般，視覺變暗變模糊；視網膜也會因遭到拉扯，造成視覺扭曲及變形。

黃 斑 部 病 變 自 我 檢 測

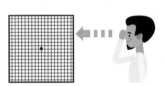

用單手遮住一隻眼睛，用另一個眼睛直視表格的中心黑點。

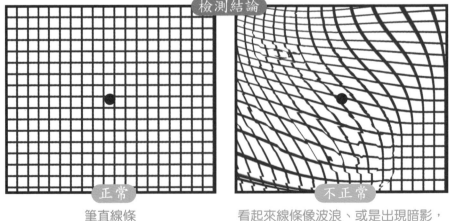

檢測結論

正常
筆直線條

不正常
看起來線條像波浪、或是出現暗影，
建議及早就醫檢查

造成黃斑部皺褶的原因包括老化、眼球受過傷、開過刀，或曾經發生眼內出血。但並非所有患有黃斑部皺褶的病人都必須接受手術治療，如果只有輕微的視力模糊，定期追蹤即可。然而，若視力小於 0.2 或視覺扭曲變形嚴重，就得進一步評估是否接受手術治療。

　　曾經有個年過六十的病人，平日和退休老友打羽毛球舒展筋骨，卻出現總是瞄不準擊球點，揮空拍的次數越來越多，於是到眼科門診進行詳細檢查。檢查後發現，他罹患老年性黃斑部病變，視力僅剩下 0.1，且視野已變得模糊、扭曲，失去對距離感的掌握。

延緩眼睛老化 認識護眼營養素

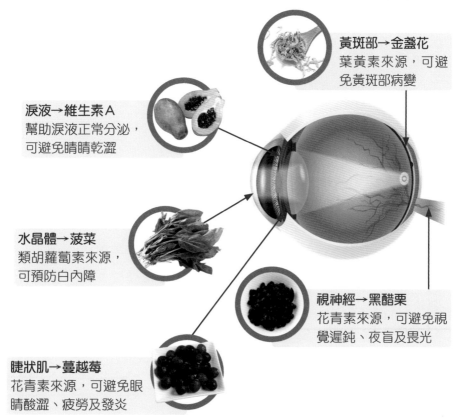

黃斑部→金盞花
葉黃素來源，可避免黃斑部病變

淚液→維生素Ａ
幫助淚液正常分泌，可避免睛睛乾澀

水晶體→菠菜
類胡蘿蔔素來源，可預防白內障

視神經→黑醋栗
花青素來源，可避免視覺遲鈍、夜盲及畏光

睫狀肌→蔓越莓
花青素來源，可避免眼睛酸澀、疲勞及發炎

　　老年性黃斑部病變主要是因為視網膜中心長出不正常的血管，導致視覺模糊、扭曲，若延誤治療，會讓新生血管增多且更成熟，使藥物無法穿透血管，如果最後傷口結痂，會嚴重影響治療效果，所以越早發現，治療效果越好。**目前對於老年性黃斑部病變的治療方式，主要是注射新生血管抑制劑**，通常在注射完三針後，醫師會**再做詳細的檢查**，直至視力恢復穩定或不再增生血管，才會改以定期回診取代注射治療。

高血壓、抽菸、膽固醇過高皆是危險因子

　　在日本及其他國家研究中，老年性黃斑部病變患者男女性發生比例差別不大，但在**臺灣罹病人口以男性人數較多一些**，原因可能**在於引發老年性黃斑部病變的危險因子，包括：糖尿病、吸菸、膽固醇過高等疾病，在臺灣以男性較多**，但無論男女，若有相關疾病或遺傳因子，都應更加注意視力問題。

　　因為年紀大引起的視力模糊原因很多，門診中曾經有病人因為眼睛不舒服就診，進一步檢查才發現一眼已失明。令人憂心的是，**有關老年人視力模糊的疾病，常在病人自我安慰「這是老化的正常現象」或以為是白內障而被忽略。**

　　不只要關心家中長輩，若發現自己出現閱讀困難，或視力中心模糊、有黑影，或是影像扭曲變形的症狀，請盡快找專科醫師深入檢查，以免延誤了治療的黃金時間。

[牙科]

牙周病、老年假牙

1 影響全身疾病的牙周病

編審／蔣依婷（牙科部牙周病科主任）

　　根據國民健康署的調查，臺灣十八歲以上的人口，有九成罹患輕重程度不一的牙齦炎及牙周病。牙周病是很容易被忽略的口腔慢性疾病，初期症狀有咀嚼無力、刷牙流血、牙齒酸軟、牙齒變長或位移，也會影響全身系統性疾病，例如糖尿病、心臟病等，嚴重時甚至可能造成牙齒脫落。常會有病人問：

　　「醫師，我明明認真刷牙了，為什麼還會得牙周病呢？」

　　「我每天都刷 5 次牙，為什麼還會有牙周病？」

什麼是牙周病？

　　根據美國國立衛生研究院（National Institutes of Health）的國立口腔健康暨顱顏機構（National Institute of Dental and Craniofacial Research， NIDCR）資料指出，牙周病發生在牙齒和牙齦的交界處，主要是因為不正確的刷牙與牙線使用習慣，引發口腔細菌與黏液形成牙菌斑慢慢硬化、形成牙結石，導致周圍的牙齦發炎。

　　如果沒有做好口腔的清潔工作，牙斑菌會在牙齦周圍堆積，從開始紅腫發炎、容易流血，進展更嚴重時，細菌和發炎反應會越過牙齦組織屏障，破壞齒槽骨，當達到一定程度的骨喪失，牙齒會開始動搖，到最後牙齒掉落。

　　如果口腔持續出現無法消除的口臭，牙齦紅腫、牙齦疼痛及出血、咀嚼時疼痛無力、牙齒鬆動、牙齒敏感、牙齒位移等都是牙周病的症狀或警訊。

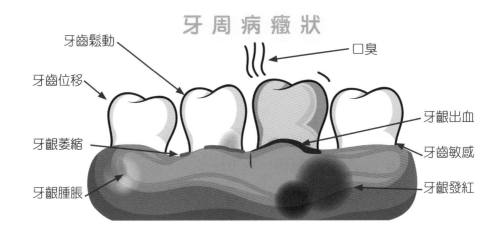

　　刷牙次數的多寡與牙齒是否刷乾淨，沒有一定的關係。如果只把飯粒、菜渣刷出來，是不夠的。刷牙是要把牙斑菌徹底清除，如果使用的工具、方法不確實，可能刷了牙卻沒刷到重點。如果刷牙時只注重牙齒表面清潔，而忽略最容易堆積在牙齦與牙齒交界處及牙縫的牙菌斑，就無法完整清除口內細菌。

　　因此，我們常會建議刷牙的重點是**牙刷的刷毛要刷到牙齦，並且用牙線或牙間刷清理牙縫、刮除牙齦底下的牙菌斑，儘可能的把牙齒「三百六十度全部清乾淨」**。健保局給付每半年可以至醫療院所洗牙一次，可以利用機會請醫師協助加強自己的清潔死角。

牙周病的治療

　　牙周病治療前需經過完整的**牙周檢查**與**全口 X 光的檢查、咬合檢查**等，經過詳細的檢查及分析病因後，再擬定治療計畫。

　　一開始，會先教導病人正確的牙齒清潔方式，讓病人能靠自己有效清除牙齒周邊累積的細菌。牙周檢查完成後，醫師進行牙結石移除及牙根整平術，像大掃除一般，盡可能徹底清潔牙根周邊環境，周圍的牙齦組織自然就會逐漸恢復健康。

　　抽菸會加劇牙周破壞，也會阻礙牙周組織癒合，進而影響牙周治療成效。有些用藥會造成牙齦增生，如某些**高血壓藥、抗癲癇藥、免疫抑制劑等**。若因使用藥物影響牙周狀況，可以與內科醫師討論調整藥物的可能。

　　牙周病基礎深層治療後，需要六至八周的組織恢復期，再重新進行牙周檢查，確認牙周健康的恢復狀況，大部分的病人在第一階段牙周基礎治療後就可以達到一定程度的治療效果，至少牙齦可以恢復部分健康。

　　如果在第一階段治療後，牙周狀況依然不穩定，常是因為牙周囊袋過深、牙齒特殊的解剖構造等因素造成牙齒的周邊清潔、徹底移除牙結石的困難，此時可評估患者身體狀況及接受度，進一步討論第二階段的牙周手術治療。

牙周病治療後須定期回診

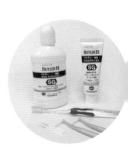

　　牙周病完成治療後，會依據病人的牙周恢復程度、牙菌斑自我清潔的完成度、以及全身性健康狀況，安排病人**每三至六個月定期回診維護**。定期的保養跟清潔，可

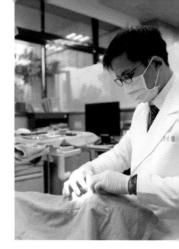

以維持牙周長期的健康。臨床上曾有病人覺得治療後狀況改善很多，穩定了就不再回診，過了幾年後又復發，產生新的牙周問題，就需要重新開始一次牙周病療程。

良好生活習慣可預防牙周病惡化

如果經由每年兩次的洗牙、日常的刷牙與牙線使用習慣，在牙周組織深度正常的前提下，適當的控制牙菌斑，幾乎可以逆轉所有的牙齦炎。

良好的生活習慣也有助於降低牙周病與牙齦炎的風險，同時可以預防牙周病惡化，包括：

戒菸

菸草是導致牙周炎的重要原因之一，相較於非吸菸者，吸菸者罹患牙周炎的機率高達 7 倍；此外吸菸也會影響牙周病治療成效。

紓壓

壓力過大時，會致使人體免疫系統更難對抗入侵的細菌與感染。

飲食

適當的補充營養，能夠幫助免疫系統對抗感染，可多攝取富含抗氧化效果的食物與營養素，例如維生素 E（如蔬菜油、堅果、綠葉蔬菜等）與維生素 C（如柑橘類水果、青花菜、馬鈴薯等），都有助於身體修復受損的組織。

避免咬牙切齒或磨牙

這類的動作會對支撐牙齒的組織施加更多壓力，因此組織受損的危險性也會增高。

A. 如何刷牙？

在牙刷的選擇上，大刷頭的牙刷較無法徹底清潔口腔深處的牙齒。因此**建議選擇刷頭較小的牙刷，甚至可以使用兒童牙刷**，會比較有利於口腔清潔。

要正確刷牙，需用一次小範圍、輕柔的刷法，尤其特別注意牙

齦溝（牙齒牙齦交接處）、難以刷到的**後排牙齒**與**補綴處周圍、假牙牙冠**（牙套）或其他**牙齒重建處**，需按下列步驟集中精神徹底清潔每個區域：

   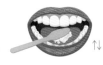 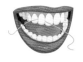

1
刷毛側面與牙齒側面呈 45 度角，前後移動牙刷，一次刷 2～3 顆牙，直到刷完牙齒外側。

2
使用相同的原則刷每顆牙齒舌側。

3
刷每顆牙齒的咀嚼面（頂部咬合面）。

4
刷舌頭，減少細菌量。

5
每個牙縫使用牙線或牙間刷。

B. 如何使用牙線？

1. 牙線盒拉出一個前臂長的牙線

2. 將線頭兩端纏繞兩手中指，以食指及拇指互相搭配操作。

3. 以拉推方式越過牙齒緊靠處進入牙縫，貼緊牙齒側面，順著滑至牙齦溝底下後，呈 C 型地緊貼牙齒，貼著牙齒側面上下移動牙線，以徹底刮除牙縫間牙齦溝內的牙菌斑。

C. 如何使用牙間刷？

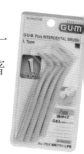

1. 將牙間刷置於牙縫，平行咬合面，貼緊牙齒側面，保持一定角度的傾斜來回刷，若牙縫較大，則左右兩顆牙齒分別貼著側面分開刷。

2. 可以刷完一個牙縫就清潔一次牙間刷，再刷下一個牙縫。

2 即使是一口假牙，對健康也有正向幫助

編審／黃秉緯（牙科部家庭牙醫學科主任）

臺灣邁進高齡社會，衛福部在 2009 年即已補助中低收入老人裝置假牙，並在隔年將領有身心障礙者生活補助費、接受各級政府補助身心障礙者日間照顧或住宿式照顧費達 50％以上之老人納為補助對象，2013 年增加假牙維修費補助，接著又在 2018 年將五十五歲以上符合條件的中低收入原住民納入補助對象。

牙齒真的很重要？日本雜誌《President》曾針對 55 ～ 74 歲調查男女共一千人，「現在最後悔的是什麼？」，「沒有定期看牙」在健康類排名第一。我們實在無法想像年紀未到七老八十，就咬不動蘋果、芭樂；想吃美食，卻因為牙口無力，看得到吃不到的人生，是多麼的乏味。

若有缺牙，不止影響咀嚼，營養與生活品質都會出現問題。口腔清潔若沒做好，口腔的感染與炎症因子會導致或加劇心血管疾病、糖尿病等慢性病的失控，尤其是老年人，牙齒不好除了咀嚼能力不佳，也會增加肺炎與失智症的罹患風險，這在臺灣及日本都有相關研究。

與牙周病關係密切的疾病包括糖尿病、心臟病、動脈硬化、吸入性肺炎、早產、癌症、關節炎，甚至是骨質疏鬆症等，都與牙周病菌脫不了干係。有研究指出，若患有嚴重牙周病的中風風險是沒有牙周病的 4.3 倍、罹患肺炎的機率則為 2.9 倍。即使是一口假牙對健康也是有正向的幫助。

口腔健康，是守護人體健康的第一道關卡，不能輕忽。

為什麼要做假牙？

保護剩餘齒質，防止牙齒崩裂

根管治療後的牙齒結構時常較為脆弱，有時需以釘柱恢復成支台齒結構再以假牙保護，以抵抗咀嚼運動時所施加在牙齒上的咬合力。這時會以固定式假牙或黏著式陶瓷嵌體來復形。。

恢復咀嚼功能、提升營養攝取

尤其對老年與慢性病病人來說，有良好的咀嚼功能才有良好的營養攝取，補充足夠的能量對抗疾病，因此製作精良的假牙自然是第一要務。

維持齒列完整

若牙齒拔除或缺牙後，長期未做牙橋或植牙贗復（假牙），有時對咬牙會過度萌發、兩側鄰牙會往缺牙處傾斜，齒列歪斜的結果導致易塞食物不易清潔，引起蛀牙及牙周病。嚴重時可能需搭配矯正治療，先將齒列排整齊後，空出製作假牙的空間，才能進行假牙或植牙的製作，但如此一來花錢也花時間，若能在缺牙早期就將假牙製作完成才是醫病雙贏的做法

恢復美觀

無論年輕人還是老年人，能有一口整齊漂亮的牙齒都能讓人看來容光煥發、笑顏逐開，在社交與人際關係上都能提升自信，對於心理健康也有很大的幫助。

假牙有哪些種類？選擇哪種假牙較好？

假牙傳統上可粗分為**固定式假牙**和**活動式假牙**，以及**人工植牙**，近年來因材料的進步也多了**黏著式陶瓷嵌體**的選項。

至於該選擇做哪一種假牙？建議依照個人缺齒情況、預算、身體狀況、口腔狀況、各式假牙的材質、使用年限，與醫師詳細討論，找出最適合自己的方法。

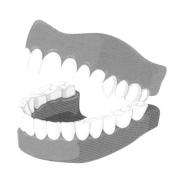

A. 固定式假牙

　　將假牙固定在原牙齒之上，病人無法自行取下。單顆固定式假牙俗稱牙套，三顆以上固定式假牙俗稱牙橋。（備註：矯正所稱的「牙套」指的是矯正器，不是假牙。）

B. 單顆固定式假牙（牙套）

　　如前所述，單顆固定式假牙常適用在根管治療後的牙齒，也就是牙根還健康，但牙冠部可能因蛀牙或是外傷而需要做根管治療，或是一些先天性染色或型態不良等原因，需要大幅改善顏色與牙齒型態等狀況，會需要將齒質修磨一圈以提供「牙套」需要的空間，再製作「牙套」，將牙齒套起來，一來保護牙齒，二來恢復想要的顏色、型態及咀嚼功能。

C. 三顆以上固定式假牙（牙橋）

　　當牙齒有部分缺失時，傳統做法會利用修磨相鄰牙齒當支柱牙，以相鄰的支柱牙當支撐「跨」過缺牙區，製作如同橋一般補綴物，因此俗稱「牙橋」，一般至少有三顆以上。

　　在病人有良好口腔衛生的前提之下，**製作精良的牙橋可用數十年之久，而且不用手術。但最大缺點是必須犧牲兩側相鄰牙齒的健康齒質**，且日後若是相鄰支柱牙有一顆發生蛀牙或是牙周病，常需**要整組舊有牙橋拆除**，等問題處理完後再製作新的牙橋上去。

D. 活動假牙

　　活動假牙可分為**局部活動假牙**與**全口假牙**。當缺牙範圍較大，或是剩餘殘存牙齒已不多時，會考慮製作局部活動假牙，通常會以金

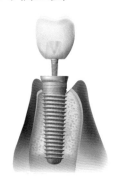

屬支架作為假牙的本體，再使用金屬牙勾勾在自然牙上，病人可自行取下戴上。全口假牙的適應症就是完全無牙的病人，以無牙之牙床作為承受咬合力的支撐。

活動式假牙相較固定式，最大的缺點是所能承受的咬合力較弱，畢竟固定式是以自然牙作支撐，而活動式主要是以殘存齒與無牙牙床作支撐，且口腔肌肉、舌頭的動作可能會造成假牙移動或是脫落，剛開始裝戴時，病人也容易有異物感，需要一段時間適應，金屬牙勾若是外露也會影響美觀，因此活動式假牙大多是製作在老年人身上。

E. 植牙

當牙齒缺失時，其中一種治療選項是以所謂鈦金屬製作的「人工牙根」將其植入到齒槽骨內，取代已經失去的牙根，等人工牙根和齒槽骨完成所謂「骨整合」之後，再製作上面的假牙，也可比喻成是地基打好之後再在上面蓋房子。以人工牙根作支撐的假牙也可分為固定式和活動式，端看牙醫師為患者擬定的治療計劃而定。

優點是其能承受的咬合力量相較傳統固定式或活動式假牙都高，缺點是費用較高，而且需要手術，因此在患有系統性疾病患者身上需要審慎評估。

F. 黏著式陶瓷嵌體

近年來由於黏著材料與全瓷材料的進步，陶瓷嵌體已成為傳統固定式假牙之外的另一種選擇，其最大優點為保留剩餘健康齒質，而非傳統固定式假牙需將健康的齒質修磨一圈，因此在臨床上迅速地被醫師和患者視為一重要的治療選項，在文獻記載上長期的成功率也是可預期的。

拔牙或根管治療過之牙齒多久才能裝假牙？

　　拔牙後的傷口癒合時間，會因牙齒的位置狀況及大小而受到影響，如因牙周病的單根牙，癒合時間較短，而傷口愈大、骨缺損愈多的部位，癒合會需要更長的時間。通常需要等一到二個月才能達到較穩定的狀態。若考慮到前牙美觀時，可先製作臨時假牙，待傷口癒合後才製作正式永久假牙，而根管治療後的牙齒，則因齒質較脆弱，應儘快裝上假牙牙套或是陶瓷嵌體，以免意外咬裂。

假牙的維護清潔

　　假牙跟自然牙一樣都需要維護清潔，定期回診保養，尤其是牙橋，更容易藏污納垢，如清潔不良則易引起牙齦炎、牙周病、蛀牙。**固定單顆假牙跟自然牙一樣需使用牙刷及牙線，如為多顆牙或牙橋，則必須使用牙線穿引器或牙間刷，亦可以配合沖牙機沖洗牙橋下的食物殘渣。**

　　清潔植牙的假牙與固定假牙相同；活動假牙則於每次進食後拿下來清潔（剩餘牙齒也要同時刷牙），可用軟毛牙刷或是假牙專用牙刷清洗，不需要用牙膏，也不要用熱水，以免假牙變形，也可用假牙清潔錠定期浸泡清洗，睡前也需要拿下來浸泡在清水裡，定期回診讓牙醫師作假牙的調整也是相當重要。

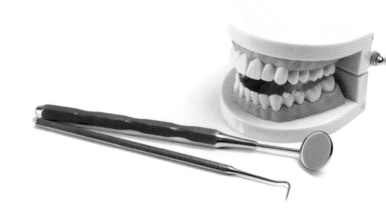

[耳鼻喉科]

□腔癌

1 及早治療，治癒率極高的口腔癌

編審／蕭士軒（耳鼻喉科醫師）

臺灣的檳榔文化經常讓國外的媒體及友人咋舌，尤其是店家為了賺錢，延伸出以惹火檳榔西施促銷的經營方式，更是屢屢讓臺灣的形象受損。多數人都知道「吃檳榔有害健康」、「吃檳榔容易得口腔癌」，不過吃檳榔的癮君子總說服自己「那是他的運氣差，我哪會那麼倒楣！」

根據衛生福利部國民健康署統計 2017 年臺灣十大癌症發生率中，口腔癌（含口咽及下咽）高居第五名，每十萬人口中有 22 個口腔癌病人，7 千 797 個案中，男性有 7 千 058 人，約占九成。更在男性十大癌症死因中排名第四，每年約有 3 千多人死於口腔癌。

然而在各種癌症當中，口腔癌及皮膚癌也是最容易且最可能及早發現、及早治療而獲得痊癒的癌症，口腔癌如果早期發現，它的治癒率可以達到 80％。

通常口腔各處黏膜若出現白斑症、紅斑症、黏膜下纖維化（所謂硬口症）、疣狀增生及慢性潰瘍等癌前病變時，並非口腔癌，但是

若長期置之不理，或不戒掉相關刺激源，以後便有極高的可能性發展成口腔癌，因此若能及早就醫治療，大多可以避免口腔癌的發生。

為什麼吃檳榔容易得口腔癌？

一般所講的口腔癌，包括口腔內的舌、口底、嘴唇、牙齦、口腔頰膜及上顎。口腔癌與檳榔有很大的關係。研究顯示，90％的口腔癌病人有嚼檳榔的習慣，市售的檳榔雖然在口味上略有差異，但其材料基本上都是一樣的，通常有檳榔子、石灰和荖花。檳榔為檳榔樹的果實，內含的檳榔素在口腔中，會產生很強的致癌物。而夾在檳榔中的荖花也含有大量的黃樟素致癌物，塗抹在檳榔中為了增加口味的石灰，會使口腔內的唾液呈鹼性，助長口腔癌形成。

另外，菸酒也與口腔癌有關。根據統計，光是嚼檳榔，罹患口腔癌的機率是一般人的 28 倍；若是吸菸又嚼檳榔，罹患口腔癌的機率是一般人的 89 倍；如果同時吃檳榔又吸菸、喝酒的人，罹患口腔癌的機率是一般人的 123 倍，所以不論是從科學或是從醫學的觀點來看，口腔癌與嚼檳榔都有直接關係。

口腔癌的早期徵兆

- **口腔內黏膜發生變化與張口度**：這是最常見的，一般口腔黏膜的顏色是白裡透紅，但是長期嚼檳榔之後，會有一些病變發生，例如口腔會產生白斑、紅斑、褐斑或變黑。張嘴時口腔黏膜拉緊，這可能已是黏膜下纖維化症。

- **腫塊**：口內或頸部有任何不明原因的腫塊，一般腫塊長出來都是突起的疣狀，比正常黏膜略白且硬，觸摸時不一定有疼痛感。

- **潰瘍**：一般嘴巴破所造成的潰瘍，大概二星期即可恢復，如果超過二週以上沒有恢復，就要就醫進一步檢查。

- **舌頭運動與知覺**：舌頭之活動性受到限制，導致咀嚼、吞嚥或說話困難，或舌頭半側知覺之喪失、麻木，應儘早查明原因。

- **顎骨與牙齒**：顎骨的局部性腫大，導致臉部左右的不對稱，有時合併有知覺異常（如下唇麻木感）或牙齒動搖等症狀。

- **口腔內膜纖維化嚴重**：當纖維化很嚴重時，嘴巴會張不開，只能張開到二指半或更小，也就是只能將二指伸到口內，正常人可以張到三指半。

口腔癌的檢查與分期

病理切片一旦確診口腔癌後，將安排一系列的檢查來確定癌症的分期。可能的檢查包括電腦斷層攝影、核磁共振造影、正子攝影、超音波檢查、核子醫學攝影、X光檢查、胃鏡和血液學檢查。

依照美國癌症醫學會的 TMN（原發腫瘤大小（T）、頸部淋巴結轉移之有無（N）、是否有遠隔轉移（M））分期系統，可將口腔癌分為 0 至 4 期。

第 0 期	原位癌腫瘤，細胞局限在口腔黏膜上皮內。
第 1 期	腫瘤小於或等於 2 公分，且無頸部淋巴結（或遠處器官）轉移。
第 2 期	腫瘤界於 2 至 4 公分之間，且無頸部淋巴結或遠處器官轉移。
第 3 期	病灶大於 4 公分，而不侵犯附近深層其它組織，無頸部淋巴結轉移；或病灶不論大小，可觸摸到同側頸部單顆小於 3 公分的腫大淋巴結。
第 4 期	檢查出來有以下包括：腫瘤侵犯鄰近的組織（如穿過顎骨外層、深入深層肌肉、上顎竇、皮膚）、頸部淋巴結轉移的數目超過 1 個（不論是在原發病灶的同側、對側或兩側都有）、對側或兩側頸部淋巴結轉移、單側頸淋巴結已超過 3 公分、已發生遠處器官轉移等其中之一情形。

口腔癌的治療

　　口腔癌的治療原則上以手術切除為主。放射線治療及化學治療常合併使用於晚期術後的病人或在某些情形下當成替代療法。手術的程序包括原發部位的切除、頸部淋巴結廓清與傷口的重建等三部分。第零期及第一期的口腔癌往往只需要將原發部位切除即可，第二期以上的口腔癌則需加上同側或雙側頸部淋巴結的清除。

　　手術後，可能導致說話、進食困難或是無法從口腔進食，但口腔癌和所有的癌症一樣，只有早期發現早期治療，在現在醫學科技下，不但可將口腔癌完全切除，同時還可維持正常的臉型及進食功能，所以早期治療一點也不恐怖。

　　第三、四期較晚期的口腔癌，因原發部位切除範圍大，外型可能受影響，需由整形暨重建外科醫師拿取手臂或大、小腿的游離皮瓣予以重建。

　　因此，若是沒有早期發現早期治療，腫瘤長大後可能會造成病人顏面變形，在治療時就要依腫瘤的大小和部位不同而做不同程度的切除手術，屆時顏面受損的情況就難以避免。如果病症嚴重時，還得搭配放射線及化學治療，才可能有較高的治癒機會。

　　放射線治療對於第一期及第二期小的侷限性腫瘤有效，可做為替代療法。對於第三及第四等晚期的病人，則須合併手術或化學治療。

　　手術後如有危險因素，如：手術切口邊緣仍有殘存腫瘤細胞、淋巴結轉移（二粒以上）、淋巴結膜外侵犯、神經周圍或淋巴血管侵犯的病人，須行手術後放射線治療。單獨使用化學藥物治療並無法治癒口腔癌。口腔癌化學治療主要提供以下二種功能：

放射線合併化學治療用於晚期、再發性、全身性轉移導致無法手術或手術失敗患者，可增加局部控制率、顯著增加病人的存活率，或提供暫時緩解、延長生命及提高生活品質的效果。

較晚期之病患用於手術或放射線治療前後的引導性或輔助療法，可以減少部分遠處器官轉移的機會。

2019 年開始，衛生福利部放寬特管法，口腔癌病人也可自費接受細胞治療。口腔癌的治療是跨多科團隊合作。包括耳鼻喉科、牙科、整形外科、放射腫瘤科、血液腫瘤科、復健科、營養師、癌症個管師、護理師、社工等，提供病人整合式全人照護。

一般來說，使用切除治療後，講話和吞嚥的功能或多或少都會受到影響，病人在術後皆需要重新學習；另外定期追蹤治療及照顧也很重要，研究統計，有 20 ～ 30％的口腔癌病人會有局部復發或產生第二癌症如口咽癌、下咽癌、食道癌或肺癌，所以需要定期回診追蹤。開刀治療後第一年每個月都要回醫院複診一次並定期安排追蹤檢查，之後再延長追蹤時間至滿五年為止。

遠離口腔癌的 3 大原則

國民健康署提供三十歲（含）以上有嚼檳榔或吸菸的民眾每二年免費一次口腔癌篩檢，如果篩檢結果有癌前病變或癌症病灶，只要盡早接受治療，依目前的醫療技術，對於外表與語言並不會造成很大的影響。要避免罹患口腔癌，把握這三個原則：

及時戒菸檳榔　　　　定期篩檢　　　　病變早治療

　　根據國民健康署公布，針對 233 萬名接受口腔癌篩檢民眾進行長達九年的追蹤，結果顯示篩檢率達約五成，相較於未篩檢者，可降低 21% 晚期口腔癌發生率及 26% 死亡風險。建議有嚼食檳榔與吸菸行為的民眾需及早戒除菸檳等有害物質，到有提供戒菸戒檳的醫療院所接受戒治服務，一起降低口腔癌的發生率。此外，戒檳戒菸不僅可以賺到健康，外表也會更顯陽光。以檳榔為例，如果一天一包檳榔，一年可省下一萬八千元，戒菸則可以省更多。

2013 ～ 2017 年 口 腔 癌 五 年 存 活 率

第 1 期	第 2 期	第 3 期	第 4 期	不分期別
五年存活率 79.02%	五年存活率 73.18%	五年存活率 60.11%	五年存活率 39.98%	五年存活率 60.85%

　　國民健康署 2013 ～ 2017 年全國統計資料也顯示，早期（第 0 ～ 1 期）發現病灶與及時接受治療口腔癌，五年存活率可高達八成；臨床研究也顯示：早期口腔癌治療五年存活率可高達七成以上，但如果延宕病情拖到第 3 期才就醫，存活率僅六成，第 4 期更掉到四成以下。**盡早就醫並接受正統治療是戰勝口腔癌的不二法門。**

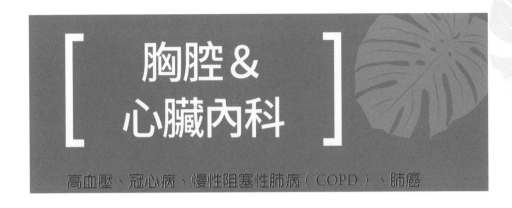

1 你不可不知道的高血壓

編審／陳郁志（心臟內科主任）

　　你一定不知道，**在臺灣最常見的疾病，高血壓僅次於感冒疾病。**高血壓病人因為血壓升高而引起的腦中風機率比常人多了 7 至 8 倍。而罹患心臟衰竭的機率則增至 5 至 7 倍，罹患冠狀動脈心臟病的機率增加 2.5 至 4 倍。腎臟病更是高血壓併發主要傷害之一。根據臺灣流行病學的資料顯示，四十歲以上的人口中，高血壓的比率高達 20 至 30 倍，但是這問題卻常常被忽略，以致常常導致不可挽回的遺憾。

什麼是血壓？什麼又是高血壓？

　　簡單的說，**血壓是指當心臟把血液打到血管裡面，而血管所承受的壓力。**當心臟收縮的時候，會將血液打到血管中，這時血管所承受的壓力叫「收縮壓」；當心臟舒張時，血管本身彈回的壓力叫「舒張壓」。

　　測量血壓的數字在於提醒我們，血管壁是否已經硬化，造成阻力上升，導致管腔內

壓力上升。因此當血壓開始升高時，有可能是一個警告，提醒病人可能血糖過高造成血管內部損害，或者膽固醇變高，造成內部管壁脂肪囤積，而有血管硬化的現象。

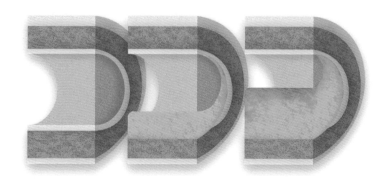

一旦血管硬化，即有併發心血管疾病或心血管疾病的風險，因此血壓有偏高時，不用急著降低血壓，而是讓醫師好好評估心血管風險，進一步控制心血管疾病危險因子，才能達到降低血壓，預防心血管疾病的併發症（如心肌梗塞、中風或心臟衰竭）的目標。

至於血管要高到多高，才叫高血壓呢？有一組大家熟悉的數字，當收縮壓超過 140 mmHg，舒張壓超過 90 時 mmHg，也就是**當血壓超過 140/90 mmHg，建議應與醫師討論是否需要進一步治療，以避免後續心臟病或中風發生。**

根據 2017 年臺灣心臟學會的高血壓治療指引，**高血壓病人的控制血壓的目標值定為 140/90 mmHg；而已經有器官損害（**例如曾經中風**）、糖尿病、冠心症病人控制的目標值則是 130/80 mmHg以下。**一般來說，血壓只要高於 130/80 mmHg，發生心臟併發症的機率是一般人的 2 倍。

事實上，一般民眾常誤認急性血壓升高時，血管會破裂，造成併發症。然而其實血壓高通常都是長期控制不佳，慢性損傷或合併其他心血管風險因子合併血管損害，血管才會破裂。因此長期有高血壓的人，只要服藥控制血壓，配合醫師使用對的藥物做風險管理，並且同時控制其他風險，包括抽菸、血糖控制和降低對血管不好低密度膽固醇，血管硬化破裂機率會降低很多。

重要的是血壓要長期控制，並且配合醫師使用對的藥物作風險管理。心血管風險高的人血壓要控制穩定，目標為收縮壓 120 ～ 130 mmHg，舒張壓約 60 ～ 90 mmHg。血壓藥最好不要高的時候吃，正常時候就停，這樣服藥血壓高高低低，控制不佳波動幅度大，對血管的傷害可能更大。

高血壓的分類

高血壓可以分成二種，一種是原發性高血壓，另一種是續發性高血壓。

A. 原發性高血壓 （Essential Hypertension）

有九成以上的病人都屬於原發性高血壓。原發性高血壓的致病原因尚不明確，可能與遺傳和生活型態有關。當父母雙方都有高血壓時，子女可能會有一半的機率會有高血壓，就是遺傳。

B. 續發性高血壓 （Secondary Hypertension）

續發性高血壓就是有原因的高血壓，這類病人約占總病例的 5 至 10%，一般說來，只要找出致病原因，病因治癒後，高血壓也會獲得改善。例如腎臟動脈血管阻塞造成血壓升高，我們稱為**腎血管性高血壓**，常見致病原因如懷孕、腎臟疾病、主動脈狹窄、內分泌異常、睡眠呼吸中止症等。

　　另外，若有服用口服**避孕劑**、**類固醇**、**免疫抑制劑**、**安非他命**等藥物，也可能引發繼發性高血壓。

高血壓的危險因子

　　1. 遺傳、家族病史：遺傳被認為是一個高血壓的危險因子，不過許多研究證實，若家族中有高血壓的病史，只要維持良好的生活習慣、避免生活中的危險因子，並不一定會罹患高血壓。

　　2. 鹽分攝取過量：「吃太鹹」是常見的危險因子，只要在飲食中減少鹽分的攝取，就能降低血壓。但這不代表低鈉鹽可以取代一般食鹽，因為低鈉鹽是以氯化鉀取代食鹽中的氯化鈉，含鉀量較高的飲食，則不適合腎臟疾病或是高血鉀的人食用。

　　3. 肥胖：根據統計，體重和血壓有正相關，體重越重，血壓越高，有些高血壓病人依照醫師建議減重後，也恢復的理想血壓。

　　4. 少運動：研究證實運動可以降血壓，常運動的人血壓比較低。

　　5. 壓力：壓力會使血壓升高。一些容易導致壓力的生活型態也容易提升高血壓風險，如超時工作、長期在高噪音的環境下工作、生活在較複雜的社會環境中等。

　　6. 吸菸、飲酒過量等不良生活習慣：
香菸中的尼古丁會造成末梢血管收縮、提高血壓、增加心血管疾病的風險。研究指出，吸菸者比非吸菸者多出 15％罹患高血壓的風險，戒菸後則可降低到 8％。一般說來，長期飲酒酗酒會導致血管收縮、血壓上升，高血壓病人若飲酒過量也會造成血壓控制困難。

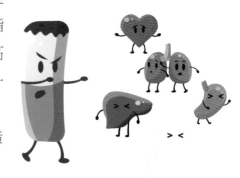

7. 糖尿病：長期血管內部暴露在高血糖之下會受到影響，血管壁硬化，血壓便會升高。另外血糖偏高常代表身體內對胰島素有阻抗，神經荷爾蒙改變，產生粥狀硬化高血壓以致於心血管風險增加。

8. 止痛藥濫用：特別種類的止痛藥濫用（例如非類固醇消炎止痛藥）會造成血壓升高，進一步使得腎臟受到加乘的損害，是臺灣洗腎密度高的其中之一原因。尤其止痛藥和酒精、高咖啡因飲料合併使用，更是不好。

從生活中做好血壓管理

由於血壓升高時，多數人沒有明顯症狀，因此容易被忽視。定期量血壓是高血壓防治的基本功，**國民健康署建議十八歲以上的民眾，每年至少要量一次血壓**。如果血壓低於 120/80 mmHg，可維持每年至少量 1 次血壓；若有高血壓家族史，又屬肥胖體型者，最好善用生活周邊的血壓站，養成定期測量血壓的習慣。

健康生活型態最好自年輕時養成，例如三餐採低油、少糖、少鹽及高纖飲食，拒菸酒，並且有適度運動的習慣，每天至少運動三十分鐘，才是做好血壓管理的重要關鍵。

國民健康署《高血壓防治學習手冊》，將高血壓分為四個階段（單位：mmHg）：

	收縮壓	舒張壓
血壓正常	＜ 120	＜ 80
高血壓前期	120 ～ 139	80 ～ 89
第一期高血壓	140 ～ 159	90 ～ 99
第二期高血壓	160 以上	100 以上

國民健康署提醒，如果血壓範圍在 120/80 或 140/90 mmHg 之間，可能為高血壓前期，表示有可能發展成為高血壓，建議應立即改善生活型態如：戒菸酒、減重、規律運動、養成低鹽、少油、多蔬果之健康飲食型態與習慣，並尋求醫療人員評估後續血壓變化的情形。

醫師叮嚀：正確居家量測血壓值

- 在家測量血壓每天早晚各一次，並記錄血壓數值。
- 測量前，坐在有靠背的椅子上，旁邊最好緊鄰桌子，可放置手臂。
- 在測量前，休息放鬆五至十分鐘，不要分心（如看電視）。
- 上身打直，勿握拳，於慣用手的上臂綁上壓脈帶，位置與心臟同高。
- 雙腳平放在地板上，不要翹腳。
- 休息兩分鐘後，可再測量另一次，取兩次或兩次以上之平均值，結果會比較準。
- 測量前若有不舒服、冷、焦慮、壓力或疼痛感，不要測量。
- 沐浴、飲酒、吸菸、喝咖啡及飯後 30 分鐘內，不要測量。

不貿然停藥、更不宜自行買藥吃

民眾時常擔心如果在血壓正常時吃降血壓的藥，會不會造成低血壓？其實**當吃藥已經達成欲控制的血壓值，達到治療效果，此時服用藥物是為了繼續控制血壓，而不會讓血壓再降更低。**

除非血壓值接近低血壓，如收縮壓只有 90 毫米汞柱左右，這時可減低劑量，或減少降血壓藥物的種類，**如血壓仍偏低，再考慮進一步停藥即可。**調整用藥的過程須經醫師評估處方，病人千萬不要因為收縮壓血壓 100 或 110 毫米汞柱就感到緊張，貿然把藥停掉。

其實很多血壓藥物主要的作用不是降低血壓，而是對抗高血壓相關的心血管風險因子，降低血管壁的傷害，因此服用血壓藥物，即可保護血管。但如果收縮血壓 90 以上到 100 以下，可先和醫師討論，是否減量。

大部分情況下，收縮血壓 100 到 120，吃藥已經達控制目標，繼續服用藥物可以維持，不用擔心吃藥讓血壓持續降低。事實上，現在血壓藥都是以長效緩釋劑為主，比較不會急速下降血壓，較為安全。當周邊血管收縮血壓升高時，腦部血管會收縮，保持腦壓穩定，如果自行服用短效快速降壓藥物，若血壓一下子下降太快，會導致血壓過度低，可能會造成腦部血流不足，更危險。

目前「臺灣高血壓學會」的《高血壓指引》明確指出，**正確量血壓方式為固定時間，靜止五分鐘放鬆、記錄**。事實上居家血壓測量，比起到醫院量血壓，更能提供醫師更多資訊。若血壓過高，不要自行服用藥物調整，將血壓的記錄帶去醫院，醫師會決定如何調整藥物。

若是高血壓急症（收縮壓大於 200，舒張壓大於 100），且有氣喘、胸部悶緊或頭部劇痛、嘔吐等心臟衰竭症狀，則必須急診處理。**最要不得的就是自己去藥房，或拿朋友家人的藥來自己服用。**

2 心絞痛、心肌梗塞，致命警訊的冠心病

編審／陳郁志（心臟內科主任）

正常的心臟是一個強壯的、中空的肌肉組織，約拳頭般大，位於胸腔內胸骨後方。心臟負責輸送血液到全身，健康的人每天心跳約十萬次，要打出 8000 公升以上的血液，流經全身各處，每天廿四小時不眠不休的為維持人體正常運作而努力。

心臟構造 & 心臟內部的血液流動

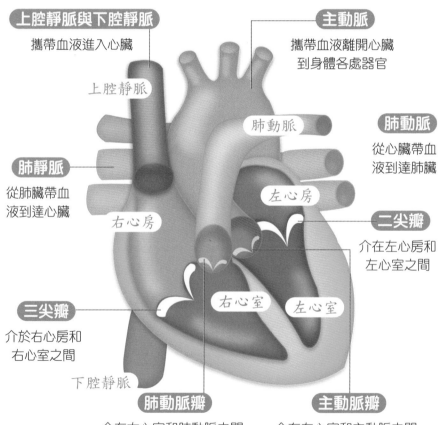

上腔靜脈與下腔靜脈
攜帶血液進入心臟

上腔靜脈

主動脈
攜帶血液離開心臟
到身體各處器官

肺動脈

肺動脈
從心臟帶血
液到達肺臟

肺靜脈
從肺臟帶血
液到達心臟

左心房

右心房

二尖瓣
介在左心房和
左心室之間

三尖瓣
介於右心房和
右心室之間

右心室　左心室

下腔靜脈

肺動脈瓣
介在右心室和肺動脈之間

主動脈瓣
介在左心室和主動脈之間

心臟為了維持每天十萬次搏出血液輸送到全身的運動，本身需要充足的養分與氧氣。環繞在心臟表面的冠狀動脈（coronary artery），就是供應心臟氧氣和養分的重要血管。

心臟所需的氧氣主要靠三條分支的冠狀動脈供給。當供應心肌血液的任何一條冠狀動脈發生狹窄或阻塞時，就會阻斷心臟血管血流，進而阻斷心臟的氧氣及養分供給；**心肌缺血時，就會發生心臟缺氧，心肌收縮不良，使心臟無法搏出正常量的血液，甚至損及控制心律的傳導系統，引起心衰竭或心律不整而導致死亡。心肌缺血過久，心肌就會壞死，稱之為「心肌梗塞」。**

為了保護心臟、預防心血管疾病，民間總是免不了有一些未經求證或不實的方法。因此教導民眾和病友正確的護心知識，也是醫院裡救心團隊工作中不可或缺的一環。

心臟病的分類

心臟病可分為**先天性心臟病、風濕性心臟病、高血壓性心臟病和冠狀動脈心臟病**。先天性心臟病的病因不詳，主要是胚胎發育時不正常所致，20 歲以下盛行率約在千分之三。**風濕性心臟病**，因為感染而致病，受到溶血性鏈球菌感染咽喉炎引起風濕性心臟病，以兒童和青少年居多，主要侵犯心臟瓣膜，這兩類心臟病的個案不多。**高血壓性心臟病、冠狀動脈心臟病，是中老年人較常見的心臟病。**

高血壓性心臟病

高血壓病人的血壓若長期升高，會令左心室負荷加重而變得肥厚、擴大，最後心臟衰竭。高血壓性心臟病早期症狀並不明顯，常見的症狀有頭暈、眼花、耳鳴、心悸，嚴重時會出現呼吸困難、咳嗽、水腫等症狀。

冠狀動脈心臟病

冠狀動脈主要輸送血液供給心肌營養與氧氣，當冠狀動脈發生粥樣硬化導致動脈失去原有的彈性，稱之冠心病或冠狀動脈粥狀硬化心臟病。

什麼是冠狀動脈粥狀硬化心臟病？

　　冠狀動脈粥狀硬化，簡稱「冠心病」，簡單來說，血管像是水管，如果有雜物堆積時，水管內的空間變小，水流就會變小，當血流不夠就會造成心臟肌肉缺血而缺氧。血管硬化的過程十分緩慢，脂肪般的物質經年累月沉積在血管壁內層，造成血管內徑減少，這種物質稱為**斑塊**。

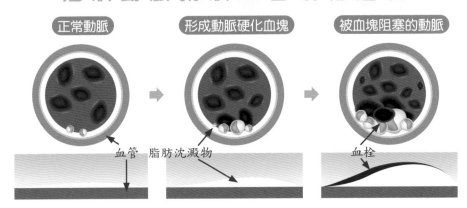

冠 狀 動 脈 粥 狀 血 管 硬 化 過 程

正常動脈　　形成動脈硬化血塊　　被血塊阻塞的動脈

血管　脂肪沈澱物　　　　　血栓

　　促成斑塊形成，導致冠心病的主要因素有：吸菸、高血壓、糖尿病、高血脂症、肥胖、缺少運動等。**心絞痛、心肌梗塞**是常見的冠狀動脈粥狀硬化心臟病，更是形成猝死的主要原因。心肌梗塞的原因主要是冠狀動脈內斑塊突發性破裂，形成血栓，阻塞住血管而使得心肌缺血缺氧受損。

　　冠心病有分急性與慢性，急性冠心病需要緊急就醫，使用救護緊急醫療系統，及早做十二導程心電圖診斷是否為急性心肌梗塞，因此急性冠心病症狀認知非常之重要。

血管是怎麼塞住的？

正常血管　　逐漸堆積

這是一條正常的動脈剖面。

當脂肪形成堆積物或斑塊開始堆積在血管中，便會開始減少血液的流量。

雖然血管已經開始阻塞，但因為還有足夠的血液量供應心臟，所以此時並不會出現症狀。

當血液繼續減少時就可能會出現心絞痛等症狀。一旦完全阻塞，急性心肌梗塞就會發作。

冠心病的典型症狀

1. 左邊的胸前部位疼痛或緊縮、喘不過氣，這些症狀持續數分鐘。但每個人發作的感覺可能都不太一樣。

2. 有時會併有喉嚨緊緊的、口角麻麻的症狀。

3. 胸悶或痛會擴散到肩部、頸部，上臂，下頜或上腹部。

4. 胸部極不舒服，同時伴有頭重腳輕的感覺，暈倒、盜冷汗、噁心、嘔吐或呼吸困難。

5. 上述情形往往發生在運動、生氣、情緒激動或心情緊張等情況。

6. 症狀一般持續約 2 至 5 分鐘左右，最長不超過 15 分鐘，超過則可能是急性心肌梗塞，需緊急就醫。

7. 經休息後胸部悶痛症狀可能消失，運動加重，稱之為穩定心絞痛。但如果休息發作，運動更不舒服時，稱之為不穩定心絞痛。

　　但不是每次發作都會有以上所有的症狀，**假如有以上某一個或某些個症狀發生，並且持續超過 15 分鐘，千萬不能等待，一定要到醫院急診做 12 導程心電圖**。及早檢查和治療，越快治療越有效。目前很多縣市，救護車已經有配備 12 導程心電圖，可直接做心電圖判讀。

　　如果心臟缺血嚴重，使得心臟肌肉壞死的時候，可以搶救的黃金時間為前 3 個小時，越早越好，記得要分秒必爭。

急性冠心病症狀的認知

類別	徵狀	注意事項
慢性冠心病（又稱穩定心絞痛）	● 通常發生在活動或有情緒壓力時。 ● 出現胸痛、胸悶的感覺。 ● 含「舌下含錠」（硝化甘油或耐絞寧）後會改善。 ● 休息後會改善。	如果休息或是服用藥物後還是沒改善，悶痛時間一直持續的話，可能已經變成急性冠心病，要立即到醫院就醫。
急性冠心病	● 突然胸口悶悶、緊緊、不舒服、呼不到氣的感覺或是感覺好像有重重的東西壓在胸前。 ● 冒冷汗、噁心、想吐。 ● 疼痛部位跑到手臂、脖子、上腹部、下巴、背部。 ● 持續時間超過 15 分鐘。	● 須立即到有心導管設備的醫院掛急診。 ● 為避免途中發生狀況。請不要自己開車、騎機車或騎腳踏車，必要時打 119 叫救護車。 ● 抵達醫院前的緊急救護措施：當119 救護人員評估可能是急性冠心病症狀時（例如出現：胸痛、胸悶、喘、冒冷汗等），請配合在現場或是運送途中所進行的心電圖檢查，已確認病人狀況並及早通知醫院進行相關準備。

耐絞寧錠是強力血管擴張劑，只能暫緩心絞痛症狀

多年前，寶島低音歌王郭金發不幸猝逝後，網路瘋傳「心肌梗塞救星『耐絞寧』」文章，呼籲人手一瓶，救人救己，因為出事時，有醫師在現場也無能為力，必須有藥在身才能救人救命。但其實心絞痛用藥「耐絞寧錠（硝化甘油，Nitroglycerin，NTG）」並非人人可用，用錯藥可能導致病情更加嚴重而產生致命危機。

在診間，也常遇到高血壓病友詢問，「預防突發性心肌梗塞藥品『耐絞寧』，到底該不該自行買來備著？」，甚至遇過病人因為低血壓覺得頭昏，卻誤以為是心絞痛發作含

耐絞寧錠；還有病人呼吸喘、心悸也使用耐絞寧錠。這些錯誤觀念和做法，都有可能延誤救命時機，弄巧成拙。

急性心肌梗塞有九成是冠狀動脈斑塊破裂形成血栓引起，剩下才是血管嚴重痙攣所造成。當發生急性心肌梗塞，若原因是痙攣血管收縮時，使用耐絞寧錠可擴張供應心臟血液的冠狀動脈，使心臟所需的血流重新恢復供應，達到症狀緩解的目的。

但如果心肌梗塞的原因是斑塊破裂形成血栓嚴重阻塞，即使含入一片耐絞寧錠，被血栓阻塞的血管仍然不會暢通。此時不但無法改善症狀，更可能會讓血壓急速下降，造成血壓低和心跳快。不正確服用舌下片，例如站立時服用，突然血壓降低可能造成頭暈、跌倒、休克等意外，增加危險。

其實耐絞寧錠是種強力血管擴張劑，只是救急一般血管痙攣，或暫時緩解心絞痛症狀。嚴重的急性心肌梗塞發作，阻塞血管的是血栓，耐絞寧錠也無能為力。耐絞寧錠不像是感冒藥，也不應是家庭常備藥，而是屬於醫師處方用藥，必須經醫師評估身體狀況及指示後了解禁忌才服用，切勿自行亂服用。

要特別注意，**耐絞寧不可和一些血管擴張藥物一起使用，例如：威而鋼**。有**嚴重主動瓣膜狹窄**和**阻塞性肥厚心肌病變**的病人不宜使用。若民眾有胸悶、胸痛等症狀且持續沒有緩解，應趕快就醫治療。

應先確認自己罹患冠心病的機率

治療冠心病的最好方法就是預防，先確認自己罹患冠心病的機率有多高。面對門診的高血壓病人，最讓醫師頭痛的就是病人本身的不良生活形態。建議有心絞痛症狀、高心血管疾病風險，或年過四十歲的人，利用健康檢查，得知自己的身體質量指數（BMI）、

膽固醇、血糖、血壓、心電圖是否異常,也可做「心血管健檢」,利用運動心電圖檢查,單獨或配合負荷性心臟超音波,以及血管硬化相關指標。必要時再加上核子醫學掃描或 256 切冠狀動脈電腦斷層等檢查,來確認冠狀動脈有沒有阻塞。

一旦確認患有冠心病,治療重點在於戒菸,用飲食、運動、減重、藥物等方式,控制血脂、血壓、血糖,必要時經醫師處方隨身帶耐絞寧錠緩解心絞痛。從生活習慣開始調整,並定期回診,才是治療的根本。

表 1:簡單評估多重危險因子的方法

心血管疾病危險因子及疾病史	第一級 (輕度高血壓) 毫米汞柱(mmHg)	第二級 (中度高血壓) 毫米汞柱(mmHg)	第三級 (嚴重高血壓) 毫米汞柱(mmHg)
	140 ≦收縮壓≦ 159 或 90 ≦舒張壓≦ 99	160 ≦收縮壓≦ 179 或 100 ≦舒張壓≦ 109	收縮壓> 180 或 舒張壓> 100
I 沒有其他危險因子	低危險	中度危險	高危險
II 有 1~2 個危險因子	中度危險	中度危險	極高度危險
III 有 3 個以上危險因子或有標的器官受損或糖尿病病人	高危險	高危險	極高度危險
IV 曾經伴隨高血壓後遺症的臨床症狀	極高度危險	極高度危險	極高度危險

心臟血管疾病危險性的評估與分類

依據世界衛生組織對血壓高者發生心臟血管疾病危險性的估計與分類，高血壓是心臟血管疾病最要的危險因子（見表2），若併有其他危險因子時，也會增加發生心臟血管疾病的危險性。世界衛生組織提供了一個簡單的評估方法，以評估多重危險因子之絕對危險程度（見表1）。

表2：高血壓是心臟血管疾病最重要的危險因子

心血管疾病的危險因子	標的器官損傷（target-organ damage）	伴隨有高血壓後遺症的臨床症狀
I 用於區分危險性 ● 高血壓的級別（1〜3級）： → 55歲以上男性 → 65歲以上女性 ● 抽菸：血中總膽固醇濃度超過6.5mmol/L（250mg/dL） ● 糖尿病 ● 家族中早發性心血管疾病 **II 其他影響預後的不良因子** ● 高密度脂蛋白膽固醇降低 ● 低密度脂蛋白膽固醇增加 ● 糖尿病併有蛋白尿 ● 葡萄糖耐受性降低 ● 肥胖 ● 久坐的生活型態 ● 纖維蛋白質增加	● 左心室肥大 ● 蛋白尿或輕度腎功能障礙（血漿中肌酸酐濃度介於1.2〜2.0 mg/dL） ● 由超音波或X光發現動脈粥狀硬化（頸動脈、腸骨動脈及股動脈或主動脈） ● 全面性或部分的視網膜病變	**腦血管疾病** ● 缺血性腦中風 ● 腦出血 ● 暫時性腦缺血 **心臟疾病** ● 心肌梗塞 ● 心絞痛 ● 冠狀動脈繞道手術 ● 充血性心衰竭 **腎臟疾病** ● 糖尿病腎病變 ● 腎衰竭（血漿中肌酸酐濃度大於2.0 mg/dL） **血管疾病** ● 主動脈瘤 ● 有癥候的動脈疾病（如頸動脈或冠狀動脈狹窄） **續發性之高血壓視網膜病變** ● 網膜出血 ● 視神經乳突水腫

3 老菸槍要特別留意的慢性阻塞性肺病（COPD）

編審／張恩庭（胸腔內科醫師）

　　長期吸菸若年過四十，經常有「咳、痰、悶、喘」的症狀要注意了！肺阻塞有「咳、痰、喘」等三個最明顯的特徵，有些病人呼吸還會出現咻咻聲，但是老菸槍會覺得這是長期抽菸造成的，因此選擇無視，直到喘不過氣，甚至急性惡化了，才會就醫，常常錯過了最佳治療時機。

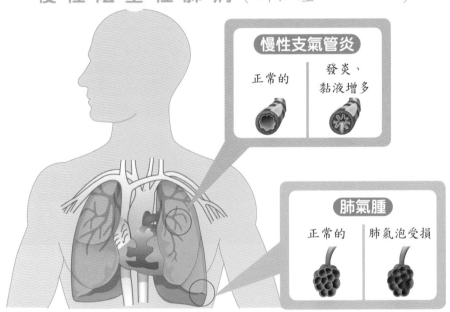

慢性阻塞性肺病（肺阻塞，COPD）

慢性支氣管炎

正常的　　發炎、黏液增多

肺氣腫

正常的　　肺氣泡受損

　　「那時我真的喘到痛不欲生，覺得自己真的快要撐不下去了。」在花蓮慈濟醫院胸腔內科有一位菸齡高達三十七年的病人，年齡已過六旬，在八年前發現自己罹患「肺阻塞」，久咳不癒、稍微走一

下就喘個不停，時常咳嗽卡痰，甚至一度因感冒引起肺炎，肺阻塞急性發作，導致呼吸困難，後來緊急送醫急救插管治療，他的肺功能僅剩 30％，住院十幾天才順利移除呼吸管。

什麼是慢性阻塞性肺病？

　　慢性阻塞性肺病（ COPD ）又名「肺阻塞」，是一種反覆與持續慢性呼吸道發炎，進而造成呼吸道阻塞的疾病，其中包括有「慢性支氣管炎」與「肺氣腫」兩大類型；由於肺部氣體交換功能不良，病人往往出現「咳、痰、喘」等症狀。這些症狀雖看似不影響生活，但當肺功能逐漸惡化、呼吸困難，就會危及生命。

　　肺阻塞大部分是因為呼吸道長期受到有毒物質刺激，而導致發炎，例如吸菸、空氣汙染，使呼吸道慢慢受損，常見症狀有慢性咳嗽、咳痰及呼吸困難等。**根據研究顯示，約九成 COPD 患者都是因「吸菸」引起，但被診斷為 COPD 病人當中卻仍有四成仍在吸菸。**要遠離 COPD，請務必要戒菸，並拒絕二手菸的暴露。一旦罹患 COPD，更可能伴隨心血管疾病、骨質疏鬆、糖尿病、肺癌等致命的共病，而讓生活品質更差，壽命縮短。

肺阻塞治療不可恣意停藥

　　治療肺阻塞，除了戒菸與使用氣管擴張劑，最重要的是避免急性惡化發生。肺阻塞和其他慢性病治療一樣，需要長期抗戰，很多病人剛開始規律接受吸入用藥治療後，卻往往因病情有效獲得控制就自行停藥，這是非常危險的。因為一旦遇到天氣不穩定或是小感冒，反覆急性惡化，病人肺功能急速下降，恐會造成肺功能衰竭，需要更長期使用氧氣或依賴呼吸器。

除了規律用藥治療控制病情以外，病人同時還可接受肺復原運動，減緩症狀並改善運動耐力，減少急性發作次數。

運動呼吸訓練有助提升肺部機能

肺阻塞的預防改善、治療方法，除了藥物控制外，多以腹式呼吸為主，腹式呼吸能幫助肺部機能提高，是非常好的治療法。花蓮慈濟「肺復原中心」，由呼吸治療師依照醫師開立的肺復原運動處方幫助病人肺部復健，除一般氧氣設備、生理監視器外，還有高頻胸腔震動背心，幫助病人肺部擴張，清除痰液，以及固定式騎腳踏車運動訓練、手搖車，增加上下肢強度和耐力，協助呼吸訓練。

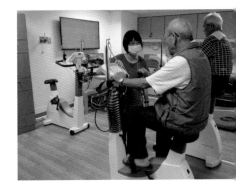

運動復健之外，病人可以再搭配中醫針灸治療，調整體質。醫師提醒肺阻塞病人，平時多加練習肺部復健運動，包含運動訓練、呼吸訓練，可以減少呼吸急促的狀況發生，但在進行肺部復健運動前應先經醫師評估。

透過藥物及肺部復原運動，肺阻塞病人的症狀在接受治療後獲得控制，病人又可恢復活動力，不但改善運動耐受力，呼吸困難與疲倦的症狀也會減輕。

定期打疫苗降低感染機會

肺阻塞病人皆應每年施打流感疫苗，並每五年施打肺炎鏈球菌疫苗，以降低因流感病毒感染及肺炎鏈球菌感染機會，降低急性發作機會。

4 死亡率第一名的肺癌

編審／林智斌（胸腔內科主任）

　　肺癌死亡率至今仍是臺灣十大癌症死因之冠。肺癌死亡率居高不下，主要是肺癌初期症狀不明顯，和肺炎、肺結核、慢性支氣管炎等各種肺病非常類似，不易區分，且病人不會感到痛，或是有明顯的不適感，發現時往往已是晚期，而錯失治療的黃金期。

肺癌的高危險群

　　1. 肺癌家族史者：遺傳因素被認為是引發肺癌的主要因素，建議有肺癌家族病史的人，可以作低劑量電腦斷層檢查，早期發現肺癌。

　　2. 有個人健康病史：曾患有肺部疾病的人，如肺結核、肺炎、慢性支氣管炎、肺氣腫、矽肺、肺部外傷等，或缺乏維生素 A、身體免疫機能不足、內分泌失調、黃麴毒素及病毒感染等因素，也可能誘發肺癌。

　　3. 抽菸族群：抽菸是肺癌的頭號禍首，香菸中也超過八十種已知的致癌物質。研究顯示，吸菸者比一般人高出二十倍的罹癌風險；罹患肺癌的機率是未吸菸者的十倍。越年輕開始抽菸，菸齡長及菸癮大的人，罹患肺癌的危機就越大。此外，吸二手菸、三手菸的人也難逃肺癌的威脅。戒菸不僅可以減少個人罹癌風險，也是守護配偶及家人健康的最佳表現。

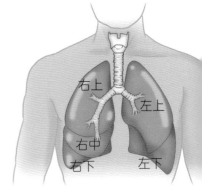

右上
左上
右中
右下
左下

　　4. 空氣汙染：臺灣肺癌高死亡率地區聚集於都會區，這與都會區受到工業、交通等因素影響，空氣嚴重汙染有關。例如釋放濃稠廢

棄燃料、重金屬工廠燃燒廢棄物、不完全燃燒之汽機車廢氣等汙染。特別是住在重工業區周邊的民眾等,更需要時時注意肺部健康。

5.烹調時的油煙汙染:華人習慣以高油溫炒菜或油炸食物,產生的致癌煙霧,是導致臺灣女性罹患肺癌居高不下的主要因素之一。

6.因職業關係長期暴露於致癌環境者:如果長期在含石綿、石油、瀝青、煤焦油、鉻、鎳、鈹、砷、氯乙烯、亞硝酸鹽、苯胺染料、放射線、鈾等高濃度致癌源的環境下工作,容易誘發癌症。

肺癌的症狀

肺癌的初期症狀不明顯,但對於輕微的症狀,也不輕易放過,特別如下列是有些症狀,**持續兩、三週以上就要提高警覺**。

1.咳嗽:咳嗽是肺癌的主要症狀,早期多為偶發、乾咳或刺激性嗆咳,通常咳不出痰或僅有少量的白色痰液。

2.痰中帶血:因腫瘤的血管脆弱或癌細胞侵犯血管而引起喀血,血塊小、量不多、血色呈鮮紅或暗紅,常反覆出現。

3.胸部悶痛:胸部出現悶痛及壓迫感且反覆發作,早期痛點不固定較能忍受,待嚴重時,胸痛位置固定,且轉為持續性,刺痛加劇。

4.呼吸困難:晚期,由於呼吸道受阻將導致呼吸困難,有些在早期也會出現類似氣喘的喘鳴聲。不明原因發燒,或出現感染性發燒,易反覆發作。

5.聲音嘶啞:專家發現,肺癌細胞侵犯或壓迫聲帶而引起的聲音嘶啞,有時可能會完全失聲。

肺癌的相關檢查

肺癌早期沒有症狀，臨床上檢測肺癌的方法最常使用的傳統肺部 X 光檢查，但這項檢查敏感性較低，對於小於一公分的腫瘤不易被發現。**低劑量電腦斷層掃描（LDCT）是目前肺癌早期檢查最靈敏的工具**，可以偵測小至 0.3 公分的肺部病變，可早期診斷並追蹤治療。

研究顯示，肺癌在 1 公分左右以手術切除，治癒率為 85 至 90%，五年不復發。最近幾年來，因為胸部低劑量電腦斷層使用增加後，沒有症狀的肺癌個案也逐年增加。

檢查方式	敏感度	肺癌腫瘤偵測
低劑量電腦斷層掃描	目前肺癌檢查最靈敏的工具	偵測小至 0.3 公分的肺部病變
胸部 X 光檢查	肺癌檢查最普遍應用的工具，但敏感性較低，無法作為早期肺癌篩檢之用。	不易偵測的 1 公分以下的肺部病變；即使 1～2 公分的病變，也可能受限於發生部位，影響偵測或判讀。

此外，肺癌也會引起全身症狀，如體重減輕、食慾不振、肌肉或關節痠痛、皮膚神經肌肉異常、肌無力症候群等，只要身體有不一樣的症狀，持續一段時間，就應該找醫師做較詳細的檢查。

因為肺癌症狀不具特異性，其他呼吸器官疾病也會出現類似的症狀，因此容易與肺結核、肺炎、慢性支氣管炎混淆，許多人就醫時，常在其他醫療科打轉，最後方知是肺癌。由於肺癌症狀變化無常，若有上述症狀應儘速就醫診斷，千萬別大意。

肺癌的分期

　　根據細胞的樣貌，肺癌有兩種類型。一種是「小細胞肺癌」，另一種是「非小細胞肺癌」；「小細胞肺癌」的病人比較少。約八成五的病人肺癌屬於「非小細胞肺癌」，**非小細胞肺癌**裡又可分類為**肺腺癌、大細胞癌、鱗狀細胞癌**等。故先就非小細胞肺癌來討論。

　　臨床發現肺癌之後，醫師會先替病人安排適合的檢查，確定癌症分期。癌症分期代表著目前癌細胞進展的程度，我們需要根據電腦斷層、支氣管鏡等各種檢查，評估腫瘤（Tumor）的大小和侵犯位置，了解淋巴結（Nodes）受影響的程度，並找出癌症是否轉移（Metastasis）到其他器官。取這三項指標的英文字第一個字母，合稱為「**TNM 分期**」，將腫瘤侵襲的程度分成四期，第一期為初期局部侵犯，第四期為轉移的癌症。了解病人癌症處於哪一時期，再合併考量個人身體狀況後，醫師才能制定出適合患者的治療計畫。癌症是一個非常複雜的疾病，肺癌的分期更是，上述分期為概況。所有的診斷都應該已醫師的診治為主。

肺癌的治療方式

　　肺癌治療方式複雜且日新月異，包括手術、化學治療、放射線治療、標靶治療、免疫治療、細胞治療等，而不同的分期與其治療上差異甚大。基本上，**在第一、第二期是以手術治療為主**，第一期肺癌經手術切除後要持續追蹤，而第二期和二期以上已有肺部淋巴轉移或腫瘤較大的病人，在術後會進行化學治療。**第三期肺癌屬中晚期，有時候是先做化學治療，再開刀；有時候是開刀完給化學治療，現在還可以考慮加上標靶治療或免疫治療的臨床治療選項。**

1. 手術治療：手術切除病灶，一般是早期肺癌病人的首選治療方式。傳統開刀治療時，醫師為摘除整個病灶，必須做個 20～30 公分的大傷口，打開胸腔。

隨著手術技術進步，原本需要幾個小傷口來進行的胸腔鏡手術，現可透過「**多孔微創手術**」，將傷口縮小成多個 2 至 4 公分大小的操作孔，減少術後疼痛，或者是「**單孔微創手術**」，透過單一 3 至 4 公分小傷口進行手術，病人術後恢復也比較快。花蓮慈院胸腔外科自 2016 年 9 月開始以單孔胸腔鏡進行所有的胸腔手術，3 年後即已超過 300 例的單孔胸腔內視鏡手術。

手術比較	肺癌傳統手術開刀	單孔胸腔鏡開刀
手術傷口	20 公分	3～4 公分
手術風險	● 出血較多，輸血機會多 ● 肌肉切開範圍很大 ● 術後胸壁麻木不會恢復 ● 手術時間長	● 出血少，不須輸血 ● 沒有胸壁麻痺情況 ● 電視放大後視野更清楚 ● 手術時間縮短
術後恢復	● 傷口大且很痛 ● 下床活動較慢 ● 抗生素使用時間長 ● 傷口感染的機會較多 ● 不能立即洗澡 ● 引流管放置時間較長 ● 住院時間都超過一個星期 ● 須要一個月以上時間才能恢復正常上班	● 傷口小，不痛 ● 術後即可下床活動 ● 抗生素使用 1 天即可 ● 減少傷口感染 ● 貼個小防水貼布即可洗澡 ● 引流管 1～2 天 ● 平均 3～4 天即可出院 ● 患者可迅速恢復工作

單孔胸腔鏡手術

2. 化學治療：使用特殊藥物抑制癌細胞生長，甚至殺死癌細胞，但也會影響正在生長的正常細胞。

3. 放射線治療：透過不同種類放射線治療肺癌病灶，對於精準定位照射範圍內的所有細胞都有殺傷力，但是癌細胞較易被放射線殺死，正常細胞對放射線的耐受性較強，且較易修復。

4. 標靶治療：針對特定基因突變所發展的藥物，EGFR、ALK、ROS1 突變基因的藥品已納入健保給付，其中針對 EGFR 的有 gefitinib（艾瑞莎）、erlotinib（得舒緩）、afatinib（妥復克）、osimertinib（泰格莎）、dacomitinib（肺欣妥）等標靶藥物。ALK 則有 crizotinib（截剋瘤）、ceritinib（立克癌）、alectinib（安立適）、lorlatinib（瘤利剋）等標靶藥物。

5. 免疫治療：癌細胞於腫瘤微環境中可透過免疫細胞調控，避免癌細胞過度增長。免疫療法使用免疫檢查點抑制劑，重新喚起體內免疫系統攻擊癌細胞。

6. 細胞治療：廣義來說，細胞治療就是利用自己的免疫細胞，經體外培養等程序擴增細胞數目，再由靜脈輸注回病人體內，以達到治療目的的療法。目前花蓮慈濟醫院使用於癌症病人的細胞因子誘導殺手細胞（CIK）治療，是藉由抽取病人自身血液，於體外進行免疫細胞純化、培養及增生後，再回輸免疫細胞進入體內對抗癌細胞。

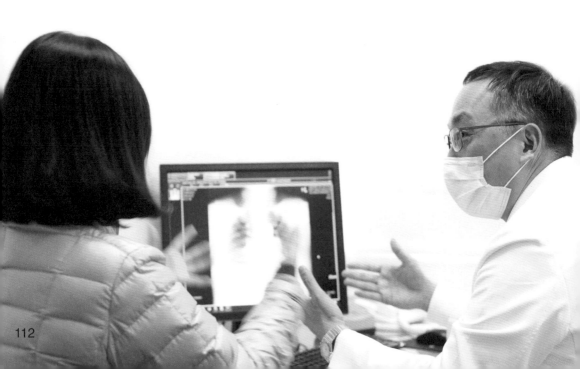

新陳代謝科

糖尿病

1 甜蜜的負擔——糖尿病

編審／吳篤安（新陳代謝及內分泌科主任）

人到中年，當家庭、事業都穩定之後，是否發現身材因為少動多吃，肚子漸漸圓凸起來？這時要小心了，糖尿病可能也悄悄來到。**根據衛生福利部國民健康署公布的十大死因中，糖尿病死亡率雖然從第四名降到第五名。**

千萬不要覺得糖尿病跟自己無關，全臺灣有超過二百萬人罹患糖尿病，等於每十一人之中就有一人罹患；且每年以二萬五千人左右的速度增加，糖尿病及其所引發的併發症影響國人健康不容小覷。在美國，還有研究顯示，糖尿病將會提高病人死於癌症的危險。

多一點「糖」反而容易得三高

人體會將吃進去的食物轉變成葡萄糖，當作身體所需的燃料，再藉由胰臟所製造的胰島素，讓葡萄糖進入細胞內，提供熱能。可是**當胰臟不能製造足夠的胰島素時，葡萄糖就無法充分進入細胞內，反而滯留在血管中，導致血管中的血糖濃度升高，形成糖尿病。**

　　當體內的血糖正常時，身上的器官和血管都會富有彈性，發揮很好的功能，如果血糖不正常而濃度升高時，器官中的蛋白質和一些組織細胞就會產生變化。以血管來說，正常的血管不論是彈性或通透性都很好，可以快速調整血管內的壓力，但是**隨著血糖濃度的長期偏高，會造成血管內皮變得很硬**，甚至沒有彈性，同時血管的**通透性也會受阻**，於是血壓增高，血脂也會提高，進而衍生一些嚴重的併發症。

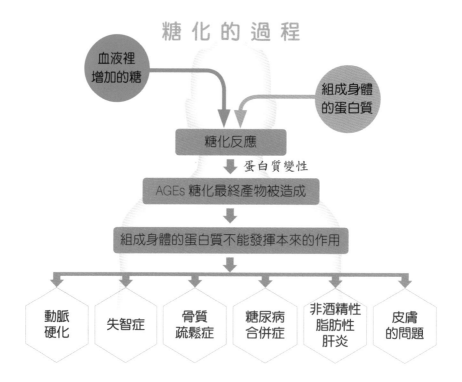

常見的糖尿病與診斷

　　糖尿病可分為四型：

　　● **第一型糖尿病**：病因是胰島細胞遭破壞，導致**先天性缺乏胰島素**；通常是幼兒居多，發病年齡可以從剛出生到 10 歲左右，但也有

可能發生在成年人身上。

● **第二型糖尿病**：病因是**胰島素阻抗**，及合併相對胰島素缺乏，近年來有年輕化趨勢。

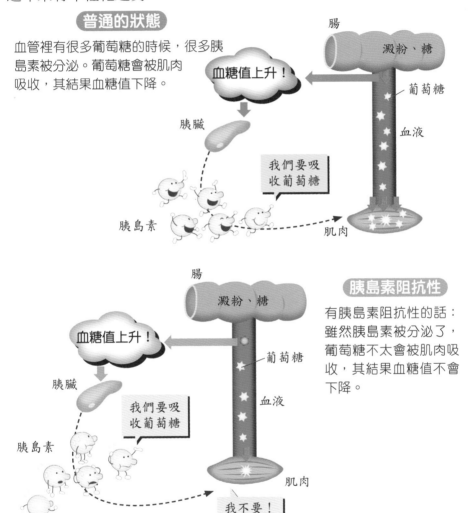

普通的狀態

血管裡有很多葡萄糖的時候，很多胰島素被分泌。葡萄糖會被肌肉吸收，其結果血糖值下降。

腸
澱粉、糖
血糖值上升！
葡萄糖
血液
胰臟
我們要吸收葡萄糖
胰島素
肌肉

胰島素阻抗性

腸
澱粉、糖
血糖值上升！
葡萄糖
血液
胰臟
我們要吸收葡萄糖
胰島素
肌肉
我不要！

有胰島素阻抗性的話：雖然胰島素被分泌了，葡萄糖不太會被肌肉吸收，其結果血糖值不會下降。

● **妊娠型糖尿病**：病人在**懷孕期間被診斷出血糖過高**，產後回復正常，但日後患上糖尿病的機率較高。

● **其他型糖尿病**：指有**特殊病因誘發**的糖尿病，如腮腺炎、慢性胰臟炎等或長期服用類固醇。

糖尿病診斷標準包括以下四項，非懷孕狀況下只要符合其中一項即可診斷為糖尿病，（前三項需重複驗證二次以上）：

1 糖化血色素（HbA1c）≧ 6.5%

2 空腹血糖值≧ 126 mg/dL

3 口服葡萄糖耐受試驗第二小時血糖值≧ 200 mg/dL

4 典型的高血糖症狀（多吃、多喝、多尿與體重減輕）且隨機血糖值≧ 200 mg/dL

至於血糖值要超過多少才叫糖尿病？**目前糖尿病的定義，是人體空腹時血糖數字在 126 mg/dL 以上**。為什麼會訂這個數字呢？主要是根據統計，血糖到達 126 左右時，很多糖尿病人的眼底血管開始產生病變，會出現微小的血管瘤增生。

糖尿病是複雜性慢性疾病，糖友們應定期接受治療與追蹤，並學習執行良好的生活型態，包括正確飲食、規律運動等，管理自己的血糖，是延緩並避免併發症產生的不二法門。

糖尿病會引起哪些併發症？

A. 高血壓

糖尿病病人有一半以上的機率會併發高血壓。而且糖尿病會使全身的動脈血管粥樣硬化，造成脂肪在周圍組織中蓄積，形成高血脂，因此**病人除了有高血糖外，還常常合併有高血壓、高血脂，簡稱三高**。因為糖尿病本身就是動脈硬化的危險因子之一，所以對糖尿病病人的血壓控要特別嚴格，正常人的血壓控制是在 140/90 mmHg 以下，但糖尿病病人的壓要控制在不超過 130/85 mmHg。

B. 糖尿病的足部病變

糖尿病病人的足部病變是截肢的主因。病人的血管情況及神經傳導功能都比較差，易導致神經病變、周邊血管阻塞或傷口感染潰瘍。因此，一旦傷口發炎，白血球抵抗細菌、殺菌的過程就會受阻，醫師治療包括使用**抗生素**與**積極控制血糖**，如果足部傷口惡化，則需請整形暨重建外科做擴創清理、血管移植或截肢手術。

糖尿病會導致哪些併發症

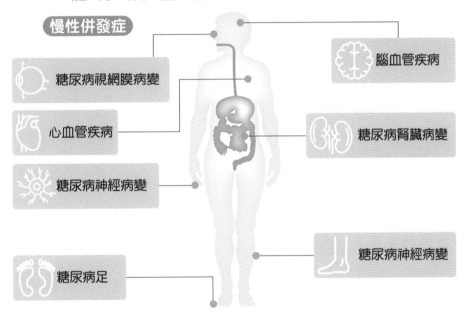

慢性併發症
- 糖尿病視網膜病變
- 心血管疾病
- 糖尿病神經病變
- 糖尿病足
- 腦血管疾病
- 糖尿病腎臟病變
- 糖尿病神經病變

C. 腎臟病變

糖尿病腎病變在臺灣是尿毒症的主因。腎臟病變最早出現微量蛋白尿，接著出現蛋白尿，最後惡化為尿毒症。主要糖尿病是初期，腎臟內腎絲球的通透性會受到影響，產生蛋白尿，有些病人會出現很多泡泡尿，這時即應接受治療，依照醫囑改變飲食習慣，限制飲食中的蛋白質攝取量，並積極控制血糖及血壓，以延緩腎功能的惡化。

若未接受治療控制，腎功能惡化，致無法排出體內的廢物與毒素，就必須做透析治療。

D. 眼睛病變

糖尿病是全身血管系統殺手，慢性合併症包括小血管病變，如視網膜病變。糖尿病人易出現玻璃體出血以及不同程度的視網膜病變，也因此病人失明的機會比一般人高很多。建議病人應每年至少到眼科檢查眼底一次，如果眼睛已發生病變應儘快接受治療，以延緩視力惡化。

E. 大血管病變

大血管病變又稱動脈硬化症；糖尿病患者一旦出現大血管病變又病情控制不佳，若影響到心臟，心臟就會缺氧，造成**心肌梗塞**；影響到腦部，易併發**腦中風**，同時也會造成周邊血管阻塞，這些是糖尿患者主要死亡原因。

糖尿病和胰島素有什麼關係？

當胰島素不足就會引起糖尿病。胰島素就像細胞或是器官裡的一把鑰匙，當它到達細胞的時候，會把細胞的門打開，糖分或養分就會從血管進到細胞裡，讓細胞運用、燃燒。如果胰島素壞了，細胞的門就打不開，糖分、養分進不去，於是堆積在外面。

這時細胞「餓」得要命，不得其門而入的血糖卻高得要命，於是人就變得很容易口渴，可是喝進去的水分卻沒辦法將養分帶進細胞，而是直接從尿液排出，最終小便變多了，人也變瘦了。

由於糖尿病早期尚無症狀，但隨著病情發展會出現程度不一的代謝紊亂，其中**最典型的症狀是「三多一少」**吃多、喝多、尿多、

體重減少。但也有病人可能沒有這些典型症狀，僅有血糖升高，直到健康檢查或因其他併發症就診檢查時才發現，這時候身體健康其實已受到糖尿病很大的影響了。

這也是國民健康署積極輔導各縣市全面推動**糖尿病共同照護網絡**的主要目的，透過公共衛生部門、臨床醫療團隊與專業組織結合，強化縣市糖尿病防治工作，推動健康檢查，糖尿病篩檢，讓糖尿病高危險群、隱形的病人，可以得到早期預防和治療；同時也透過醫療院所對病人的追蹤管理，協助病人規律就醫與自我健康管理，提升糖尿病人的照護品質。

糖尿病的治療

根據 2019 年公布的「臺灣第二型糖尿病年鑑」，20 歲以下的第二型糖尿病罹病比例也大幅增加，已經從 2008 年的 9.65％增加到 13.94％，幾乎成長了快一倍。而平均年齡已接近青春期的年紀。因為在青春期有生長激素，胰島素的阻抗性也會比青春期前來得增加。其中，約有一成是第一型糖尿病；其餘九成是「第二型糖尿病」，雖然都是糖尿病，但是病人面臨的難題跟生活日常卻大不相同。

治療糖尿病，可分為「**口服降血糖藥物**」與「**施打胰島素**」兩大類。口服藥物主要是刺激胰臟分泌胰島素，或幫助將血液中分解後的葡萄糖進入細胞。施打胰島素則是直接注射胰島素來補充自體分泌不足，幫助分解後的葡萄糖被器官細胞所運用，達到血糖平衡。

第一型糖尿病

負責分泌胰島素的胰島細胞，被免疫系統或其他原因破壞，導致先天性缺乏胰島素，**必須透過注射胰島素來維持身體的糖分代謝，避免酮酸中毒。**

第二型糖尿病

最常見的糖尿病型態，通常是因為某些身體狀況，例如肥胖，而導致「胰島素阻抗」。因為身體仍能正常分泌胰島素，所以**靠吃降血糖藥物來治療，並去除所有會導致胰島素阻抗的因素，其中最直接的因素就是「肥胖」。**缺少肌肉、脂肪太多，都會造成嚴重的胰島素阻抗問題，所以一定要嚴格的控制體重。

第二型的病人，飲食只要定時、定量就好，但除了飲食控制之外，還要配合運動，才能更好的改善阻抗問題；否則當胰臟過勞，不再分泌胰島素的時候，就會進入跟第一型病人一樣，需要打胰島素的階段了。

醫師在幫助病人控制血糖過程，通常為達到最好的治療效果，會依照病人的狀況給一種至數種不同作用的口服藥物，或者以口服藥物搭配施打胰島素，以達到最佳的控糖效果。建議病人可依照自身狀況向醫師諮詢，以獲得最好的醫療幫助。

【肝膽腸胃科 & 中醫】

消化性潰瘍、胃癌、大腸直腸癌、肝炎、肝癌、食道癌、中醫保肝

1 根除幽門螺旋桿菌：預防消化性潰瘍與胃癌

編審／雷尉毅（肝膽腸胃科醫師）

　　58 歲蔡先生，無不良嗜好及病史，因數週來經常性上腹疼痛而到醫院求診，在醫師建議下安排了胃鏡檢查。檢查發現在胃竇大彎處有個約兩公分大小的潰瘍，病理切片顯示為惡性胃腺癌（gastric adenocarcinoma），同時有幽門螺旋桿菌（Helicobacter pylori）感染。蔡先生在一周後接受了部分的胃切除手術，並在手術後接受兩星期的幽門螺旋桿菌除菌藥物治療。術後病人恢復良好，不僅不再有上腹不適症狀，五年來的門診追蹤也無腫瘤復發或潰瘍的產生。

何謂幽門螺旋桿菌？和胃部疾病有何關聯性？

　　幽門螺旋桿菌是寄生在人體消化道的微需氧革蘭氏陰性桿菌，它可以分泌尿素酶中和胃酸，避免自身受到胃酸傷害，並運用鞭毛在胃的黏液層內活動。在感染幽門螺旋桿菌後，細菌會和人體免疫系統對抗，使得胃部慢性發炎，繼而產生上腹不適等症狀，嚴重者甚至會產生消化性潰瘍或潰瘍出血、出口阻塞、穿孔等併發症。根

據統計,幽門螺旋桿菌引起慢性胃炎後,其中 15～20％的病人會發展成胃潰瘍或十二指腸潰瘍,1～2％可能產生胃癌,0.1％可能發展為胃淋巴癌。

　　胃癌目前為全世界癌症發生率第五名和死亡率排名第三名的癌症,其中高達八成和慢性幽門螺旋桿菌感染有關。長期的細菌感染會引起胃部持續發炎,造成慢性萎縮性胃炎或腸道上皮化生等癌前病變,最終導致胃癌產生。

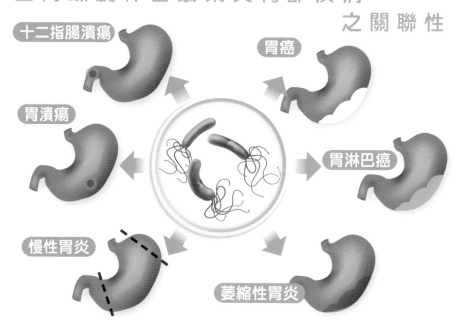

幽門螺旋桿菌感染與胃部疾病之關聯性

十二指腸潰瘍　胃癌　胃潰瘍　胃淋巴癌　慢性胃炎　萎縮性胃炎

幽門螺旋桿菌傳染途徑為何?臺灣盛行率很高嗎?

　　幽門螺旋桿菌的傳播方式為經口傳染,如被細菌污染的水、食物或唾液等,也常會見到家庭群聚的現象。根據公共衛生學研究,臺灣地區早期的幽門螺旋桿菌盛行率有五成,在馬祖的成人盛行率

甚至高達 70％，且胃癌的發生率和死亡率都是臺灣地區的三倍。經過臺大與地方政府介入全面篩檢與給予感染者除菌後，10 年來追蹤發現胃癌發生率大幅減少五成。此外，臺灣部分區域如花東山地部落等高盛行率地區，因帶菌率和胃癌發生率仍高，因此目前政府以國家經費來推行社區篩檢與除菌。

如何知道有幽門螺旋桿菌感染？

目前常見的篩檢幽門螺旋桿菌方式分為「侵入性」及「非侵入性」兩大類。「侵入性」方式即經胃鏡檢查時做黏膜切片，以進行快速尿素酶檢測或病理檢查，還可進一步做細菌培養來了解其對抗生素的抗藥性。此類方式的優點在於胃鏡檢查，可順帶查看胃內是否有病變，如潰瘍、胃癌等，而缺點則是某些有胃鏡恐懼症的病人無法接受這樣的檢查。

「非侵入性」檢查方法則主要有以下三種：

碳十三尿素呼氣試驗

病人把含有碳十三的尿素喝入，若胃內有細菌，其尿素酶會把尿素水解而產生二氧化碳，藉由檢測呼出的氣體中碳十三的含量來看胃內是否由幽門桿菌存在。這種方式準確率高達 95％，是醫院目前最常用的檢驗方法。

糞便抗原檢測

利用酵素免疫法測定糞便中的幽門桿菌抗原來診斷是否有感染，是很準確的方式。因此種方式僅需採集糞便，適合使用於小兒患者或用於社區大規模篩檢。

血清抗體檢測法

檢查血液中是否有幽門螺旋桿菌抗體存在，當檢測有抗體，無法區別目前仍在感染，或以前曾經感染過。臨床上無法以此方式確認病人是否為帶菌者。

幽門螺旋桿菌感染如何治療？如何確定除菌成功？

根除幽門螺旋桿菌的標準治療主要是質子幫浦抑制劑（Proton pump inhibitor，PPI）加上數種抗生素的藥物組合療法。早期的三合一療法，原為 7 天，隨著抗藥性問題發生，目前國際的共識為連

續服用 14 天。除此以外，還有多種療法，如含或不含鉍鹽的四合一、序列性、混合療法等。至於病人需用哪種療法，須由醫師根據病人有無藥物過敏史、地區抗藥性資訊及病人服藥遵從性來考量。

使用抗生素除菌期間有些人可能會有副作用，如腹漲、腹瀉、味覺改變等，這些症狀在除菌療程結束後就會消失。但目前除菌僅建議在 20 歲以上成年人，未成年人及孩童因抗生素除菌有可能引起腸道菌叢改變，不建議在腸道菌叢未發育成熟時給予治療。

在結束治療後 4～8 週後，醫師會以**碳十三呼氣試驗**來確定除菌是否成功。若第一線治療失敗，醫師會根據經驗給予第二線救援治療，若再次失敗，則建議以胃鏡採集檢體進行抗藥性分析，再根據分析結果給予適當抗生素治療。雖然幽門螺旋桿菌治療日新月異，但隨著抗藥菌株的增加，除菌效果有下降之趨勢。

根除幽門螺旋桿菌真能預防胃癌嗎？

過去多年醫界研究發現，根除幽門螺旋桿菌，的確可減少慢性胃炎、消化性潰瘍，及減少胃癌發生機率。雖然無法預防所有的胃癌，但因八成的胃癌與幽門螺旋桿菌相關，因此在國際幽門螺旋桿菌共識會議上，仍建議各國可將幽門桿菌的篩檢及治療，納入癌症預防政策中以預防胃癌發生。

而**民眾在日常生活裡，應養成勤洗手及公筷母匙習慣，以避免細菌經口而入，並減少吃太鹹或醃製類的食物。**而居住在幽門螺旋桿菌高盛行地區的 20 歲後成年人，可考慮自費篩檢，若呈陽性即立刻除菌，方能早日根除幽門螺旋桿菌，以預防消化性潰瘍及胃癌的發生。

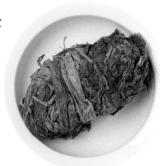

2 大腸直腸癌和飲食及生活習慣息息相關

編審／翁銘彣（肝膽腸胃科醫師）

根據最新衛生福利部癌症登記報告，大腸直腸癌為十大癌症之首！近年來隨著生活及飲食習慣改變，大腸直腸癌也有年輕化的趨勢，這都讓民眾對於大腸直腸癌聞之色變。

但仔細端詳衛生福利部的報告可以發現，大腸直腸癌雖為十大癌症之首，但在十大癌症死亡率卻位居第三名，也就是說，大腸直腸癌在臺灣是最常見的癌症，但死亡率並非最高。這代表著大腸直腸癌在預防和治療上已相當成熟，所以早期發現、早期治療，在大腸直腸癌是可行的！

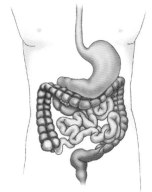

▲ 大腸直腸癌為十大癌症之首，但現在醫療技術成熟，早期發現接受治療是最佳良策。

大腸直腸癌的症狀

早期的大腸直腸癌幾乎不會有症狀，隨著疾病的進展，症狀因大腸直腸癌發生位置而有所不同。若病灶出現在**左側大腸**，因為靠近肛門及直腸的遠端腸道，經常會有明顯的腸道症狀，例如：**血便、排便習慣改變及裡急後重**（排便後覺得排不乾淨）等；然而若病灶出現在**右側大腸**，則因位置較深，通常血便不明顯，而是以**貧血、體重減輕**等症狀表現，此時通常是較嚴重的階段，所以**右側的大腸直腸癌，通常被發現的時間較晚。**

大腸直腸癌的危險因子

什麼樣的族群較容易罹患大腸直腸癌呢？**大腸直腸癌和飲食及生活習慣息息相關**，其中高油低纖維、紅肉的飲食習慣以及抽菸，都是大腸直腸癌的危險因子。

　　此外，隨著年齡的增長，也會增加罹患大腸直腸癌的風險，一般來說，50 歲以上罹癌的風險便會大大提高，所以國民健康局的糞便潛血篩檢便是從 50 歲開始。若有大腸直腸癌的家族史，由於罹患大腸直腸癌的機率較一般人高，故通常認為 40 歲以上就必須格外留意。綜合來說，基因雖無法改變，但後天環境可從飲食及生活習慣著手，除了避免抽菸，選擇低油高纖的蔬食，是相當不錯的防癌選擇。

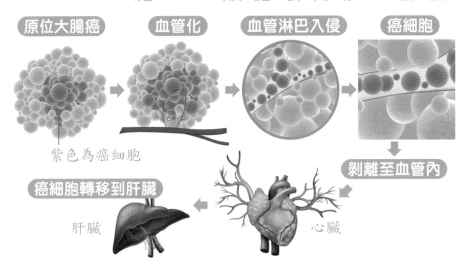

大腸癌入侵周圍血管，
藉由血液循環轉移至肝臟

原位大腸癌　　血管化　　血管淋巴入侵　　癌細胞

紫色為癌細胞

剝離至血管內

癌細胞轉移到肝臟

肝臟　　　　　　　　　　　心臟

50 歲起應定期糞便潛血篩檢

　　國民健康局推動四癌篩檢中，即包括 50 歲至 75 歲的民眾所接受的大腸直腸癌的糞便潛血篩檢。在十幾年的篩檢經驗顯示，糞便潛血篩檢呈現陽性的民眾，二十位就有一位可能罹患大腸直腸癌，而三位就有一位可能有大腸息肉。由於**大腸直腸癌大多會從良性的息肉演變而來，所以當**

糞便潛血篩檢呈現陽性的民眾，一定要接受大腸鏡檢查，除了排除罹患大腸直腸癌的可能，也可將發現的大腸息肉作預防性的切除，避免息肉進一步癌化為大腸直腸癌。

案例分享

案例 1：內視鏡黏膜切除術

第一個案例是 55 歲女性，完全沒有任何腸胃道症狀，只因癌症篩檢中檢驗到糞便潛血篩檢呈現陽性，而前來花蓮慈濟醫院求診。在依照腸胃內科醫師建議後接受大腸鏡檢查，竟然發現在大腸及小腸交界處的迴盲瓣上有一顆大型息肉

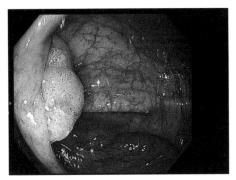

▲ 圖 1.1 圖片左側可見一顆大型息肉於大腸及小腸交界處的迴盲瓣處

（圖 1.1），經由內視鏡黏膜切除術完整切除後（圖 1.2），測量其大小約為兩公分（圖 1.3），所幸病理報告顯示為良性的腺瘤，在尚未癌化時作處理，是大腸癌篩檢早期預防性治療的良好範例。

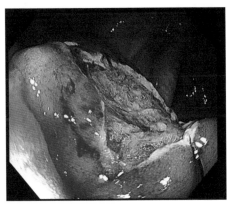

▲ 圖 1.2 病灶經內視鏡黏膜切除術完整切除。

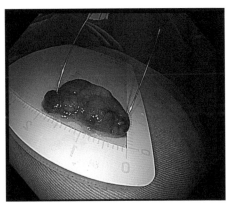

▲ 圖 1.3 切除病灶大小約為兩公分。

案例2：大腸直腸癌合併肝臟轉移（第四期）

第二個案例是 62 歲女性，主訴血便及體重減輕十幾公斤達三個月之久，大腸鏡檢查發現在乙狀結腸處有明顯的腫瘤（圖 2.1），在切片證實為大腸腺癌外，在肝臟也發現腫瘤轉移（圖 2.2），診斷為大腸癌第四期！

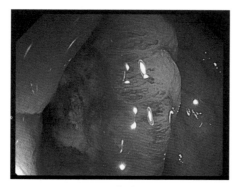

▲ 圖 2.1 大腸鏡檢查時在乙狀結腸發現大腸腫瘤。

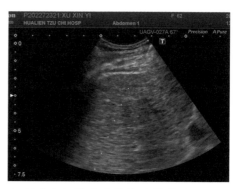

▲ 圖 2.2 大腸癌已轉移至肝臟（圖中間黑色圓形處）。

所幸目前大腸直腸癌的治療技術進步，在花蓮慈濟醫院內外科合作下，由大腸直腸外科醫師將乙狀結腸腫瘤完整切除；由肝膽腸胃內科醫師應用射頻燒灼術將轉移至肝腫瘤完整消融（圖 2.3），目前病人接受術後化學治療下狀況穩定，無新病灶產生。

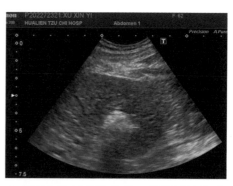

▲ 圖 2.3 經超音波導引以射頻燒灼術消融病灶（圖中間白色圓形處）。

大腸直腸癌是臺灣目前盛行率最高的癌症，隨著飲食西化及年齡老化，可預見未來罹患人數將持續增加，所幸大腸直腸癌的預防及治療已經相當成熟，除了**低油高纖的蔬食，定期接受大腸鏡健康檢查，將可能成長為大腸直腸癌的息肉切除**，都是防治大腸癌的良策！

3 肝病致勝三部曲：主動篩檢、積極就醫與早期治療

編審／雷尉毅（肝膽腸胃科醫師）

王先生的父親數十年來不知自己為慢性Ｃ型肝炎患者，自半年前開始，他感覺右上腹偶有悶痛感，且常感覺疲倦與食慾不振，就醫檢查後發現是肝癌末期，全家人陷入愁雲慘霧中。醫師在診治病人同時也將其家人列入追蹤檢查，意外發現王先生也為慢性Ｃ型肝炎患者且合併肝指數異常，數月前建議王先生接受Ｃ肝口服抗病毒藥物治療，目前他的Ｃ型肝炎已完全治癒。

何謂病毒性肝病？

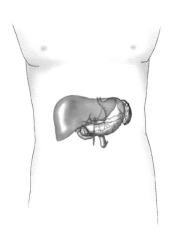

相信以上的例子在你我周遭一定不陌生。**病毒性肝病，是指因病毒所引起的肝病，這包括Ａ、Ｂ、Ｃ、Ｄ、Ｅ型肝炎病毒，但其中只有Ｂ、Ｃ、Ｄ型肝炎病毒會造成慢性肝炎**，長期感染後，病人可能會引發嚴重的肝臟併發症，包括**猛爆性肝炎、肝硬化和肝癌**。

根據衛福部最新資料，臺灣每年約有 1 萬 1 千多人診斷為肝癌，8 千多人死於肝癌，這其中約 60 ～ 70％為 Ｂ 型肝炎引起，20 ～ 30％則為 Ｃ 型肝炎所造成。

肝病三部曲：慢性肝炎、肝硬化與肝癌

由於肝臟內部沒有神經，因此就算肝炎發作，也不會有疼痛的感覺；所以一般來說，約 90％的慢性肝炎不會有症狀，即使慢性肝

炎發展至肝硬化甚至肝癌，除非病情嚴重到肝功能失調或肝癌大到壓迫肝臟表面包膜神經，否則也可能沒有任何症狀。所以肝炎不能僅憑感覺，必須得靠抽血和肝臟超音波檢查。

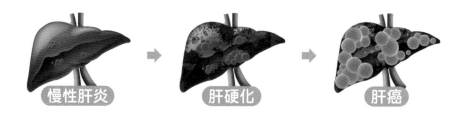

臺灣的 B 肝帶原者幾乎皆是在孩童時期前感染，因孩童免疫力尚未發育成熟，感染後 B 肝病毒就容易在肝細胞內生存，而造成慢性終身感染。

統計顯示，約 20 ～ 30％的 B 肝帶原者會引發持續性肝炎發作，而提高患者罹患肝硬化及肝癌的比例。C 型肝炎方面，約六至七成左右的 C 肝病毒感染者會演變成慢性肝炎，其經過 15 ～ 20 年後，約 20％的人會出現肝硬化，其中 3 ～ 5％會演變成肝癌。由此可知，慢性病毒性肝炎的嚴重性與防治的重要性。

B 肝抗病毒藥物治療──減少肝硬化、肝癌風險

目前 B 型肝炎臨床治療以口服抗病毒藥物為主，比起干擾素而言，副作用少、服藥方式也較簡便，因此病患接受程度高。

自 1999 年起，臺灣開始有 B 肝抗病毒藥物干安能的引進，但不久發現其容易有抗藥性，接著干適能、喜必福等藥物也陸續推出。目前常用的抗 B 肝病毒藥物，主要為**貝樂克**（Baraclude）、**惠立妥**（Viread），以及 2019 年 5 月 1 日納入健保給付的**韋立得**（Vemlidy），這三種藥物目前為國際治療指引建議的一線藥物。

現今上市的 B 肝抗病毒藥物雖可很好的抑制病毒活性，使血清中檢測不到病毒，但仍然無法完全清除病毒，因此大多數病人停藥後仍容易復發。一般來說，若達到治療目標而停藥，半年內約有三成多的病人會復發；反之若未達治療目標就停藥，復發比例甚至超過八成。

Table 1. 慢性 B 型肝炎口服抗病毒藥物治療現況

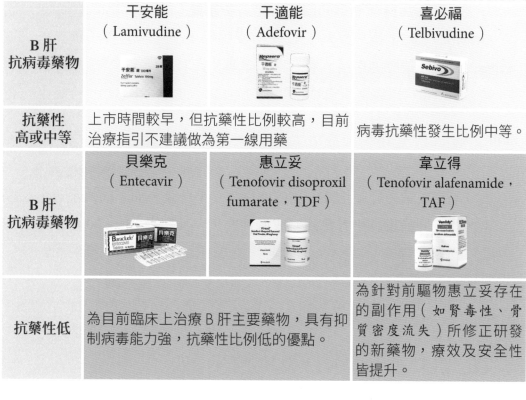

	干安能 （Lamivudine）	干適能 （Adefovir）	喜必福 （Telbivudine）
B 肝 抗病毒藥物			
抗藥性 高或中等	上市時間較早，但抗藥性比例較高，目前治療指引不建議做為第一線用藥		病毒抗藥性發生比例中等。
	貝樂克 （Entecavir）	惠立妥 （Tenofovir disoproxil fumarate，TDF）	韋立得 （Tenofovir alafenamide， TAF）
B 肝 抗病毒藥物			
抗藥性低	為目前臨床上治療 B 肝主要藥物，具有抑制病毒能力強，抗藥性比例低的優點。		為針對前驅物惠立妥存在的副作用（如腎毒性、骨質密度流失）所修正研發的新藥物，療效及安全性皆提升。

所以**抗 B 肝病毒藥物治療較像是治療高血壓一樣，是需長期服藥並追蹤的**。而何時停藥，是服用 B 肝口服抗病毒藥物最大的困擾。因無明確停藥時間，所以若為 40 歲以下有意懷孕的病人，會建議先以干擾素治療（因其有明確治療時間），若干擾素治療失敗，再考慮使用口服藥物。而目前全世界有多種新型藥物正在研發與臨床試

驗中（主要為抑制 B 肝病毒複製及調節宿主免疫功能兩類），在新型藥物問世之前，B 肝患者須遵照醫師指示，定期追蹤，服藥者切勿自行停藥，以減少肝病相關併發症的發生。

C 肝全口服藥物治療

　　C 型肝炎則是僅次於 B 型肝炎的肝病二號殺手。C 型肝炎治療方面，自從 2014 年新型的**口服 C 型肝炎新藥**（DAAs，Direct Acting Antivirals）問世後，改寫了 C 肝治療的歷史，不需合併干擾素，所以幾乎沒什麼副作用，通常只需服藥 8 到 12 週，就有高達 98 ～ 99％的機會可以完全治癒 C 型肝炎。

Table 2. 慢性 C 型肝炎治療方式比較：傳統藥物與新一代 DAA 藥物

	傳統治療藥物 長效型干擾素＋雷巴威林	新一代藥物直接抗病毒藥物
療程	24 ～ 48 週	8 ～ 12 週
治癒率	第一型約 70％， 第二型約 85 ～ 90％	90 ～ 95％以上
現況	副作用較大	治癒率更高、副作用更小， 且用藥更簡便。
健保給付	健保全額給付組合療法，但約只有 10 ～ 15％的病人曾接受此療法。	● 2017 年 1 月開始，健保有條件給付 C 肝全口服新藥，同時階段性放寬條件，擴大給付對象。 ● 自 2019 年 1 月起，全面開放健保給付。

目前全口服新藥的選擇及療程，得由醫師根據病人有無肝硬化，是否曾接受過干擾素或其他治療、及病毒的基因型來決定。目前在臺灣已上市的全口服C肝藥物有7種，其中艾百樂（Maviret）、宜譜莎（Epclusa）為全基因型藥物，適用於基因型第一型到第六型的C肝病人，為最佳的選擇。**臺灣從2019年1月起全面開放健保給付C肝全口服新藥，病人只要確認為慢性C肝患者，均可接受治療。**

肝病致勝三部曲：主動篩檢、積極就醫與早期治療

目前仍無任何中草藥經醫學實驗證實可根除慢性B型及C型肝炎，民眾切忌隨意服用來路不明的偏方藥物，以免造成肝毒性，甚至引發猛爆性肝炎。此外，B、C型肝炎經治療後，除可避免慢性肝炎進一步演變為肝硬化、肝癌外，更可讓已有肝硬化的患者，其病情得到控制及避免惡化。

治療成功的患者，仍須持續定期追蹤，因原本已經存在的肝病狀況（肝纖維化或肝硬化）無法立即逆轉消失，同時也要減少高風險的行為以避免再次感染，方能有彩色的人生。

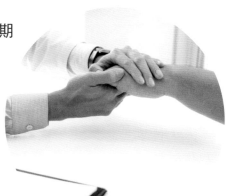

4 火燒心也會致癌？淺談巴瑞特食道及食道腺癌

編審／翁銘彣（肝膽腸胃科醫師）

隨著胃食道逆流的患者在臺灣日益增加，巴瑞特食道以及食道腺癌預期也將更加普遍。

案例：巴瑞特食道

65歲的服飾店老闆，年輕時因工作繁忙而經常誤餐，經常需要使用一些胃藥緩解胃酸逆流、胸口灼熱（俗稱火燒心）等症狀，直到順利扶養孩子們長大立業，才放心地退休。卸下重擔後才好不容易有時間檢視自己的健康狀況，因長期有胃食道逆流的困擾，於是便前往醫院接受上消化道內視鏡檢查，結果竟然發現從食道下端延伸出長十公分的病變（圖一）。

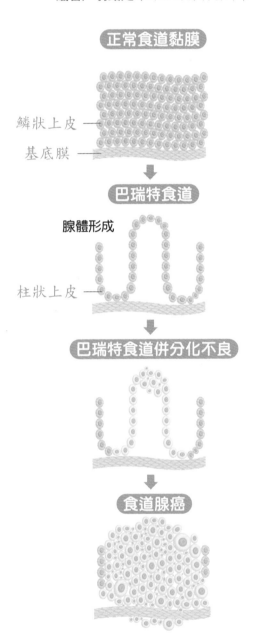

正常食道黏膜

鱗狀上皮 ——
基底膜 ——

巴瑞特食道

腺體形成

柱狀上皮 ——

巴瑞特食道併分化不良

食道腺癌

射 頻 燒 灼 術 原 理

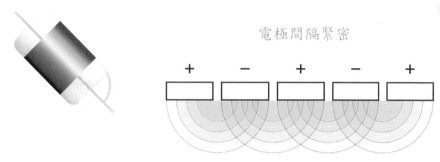

電極間隔緊密

利用一個特製的電極，可均勻燒灼，且精準控制電燒的深度在 1000 （0.1cm）

　　經病理切片檢查後證實是巴瑞特食道病變，並且合併低度分化不良。因為聽說是癌前病變，以為必須接受手術的老闆，經由醫師詳細解釋，利用最新的設備在內視鏡下以微創的射頻電燒術（RFA）治療，病灶復原為正常食道黏膜，目前一年的追蹤無復發的狀況（圖二），老闆目前皆由生活習慣的調整避免胃食道逆流再度傷害食道黏膜，也相當慶幸能夠免除一場大手術。

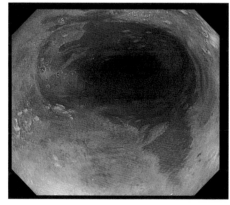

▲ 圖一、深紅色的病灶，從食道下端延伸十公分長，經切片後證實為巴瑞特氏合併低度分化不良。

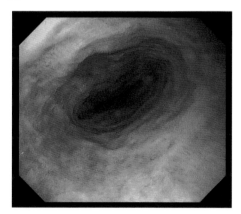

▲ 圖二、病灶在內視鏡射頻電燒術後，在後續追蹤食道黏膜已恢復正常。

什麼是巴瑞特食道？

巴瑞特食道疾病起因於慢性的胃食道逆流累積的傷害。食道黏膜原本由鱗狀上皮細胞所構成，長期的胃酸逆流讓食道黏膜不斷進行發炎及修復的過程，導致原本的鱗狀上皮細胞轉變為有癌化可能的柱狀上皮細胞，此病變即為巴瑞特食道。由於巴瑞特食道最終恐導致食道腺癌，因此被認為是癌前病變。

胃 食 道 逆 流
跟 著 圖 走

誘發風險因子		分子不良癌前病變	
胃食道逆流	→	**巴瑞特氏食道**	→	**食道癌**

巴瑞特食道的診斷

巴瑞特食道診斷主要經由**上消化內視鏡檢查**，針對懷疑之病灶作病理切片，發現腸化生作為確定診斷，又依據細胞病變的程度可將巴瑞特食道病變分為：**無細胞病變**、**低度細胞病變**、以及**高度細胞病變**。巴瑞特食道每年轉變為腺癌的機率，可從無細胞病變的 0.4％ 至高度細胞病變的 6％。

巴瑞特食道的治療

　　治療上，可以使用針對胃食道逆流的**氫離子幫浦抑制劑藥物**控制病情，或是直接受**內視鏡射頻電燒術**根除病灶。手術的原理是電燒破壞深度經晶片電阻安全設計侷限於黏膜下層，避免食道肌肉層傷害，而經由電燒破壞的病變將由周圍正常食道覆蓋重生，恢復為鱗狀上皮黏膜。**目前健保給付內視鏡射頻電燒術（材料費須自費），適應症為巴瑞特食道長度大於三公分或是合併分化不良病變。**

案例：食道腺癌

　　76 歲女性，患有心律不整及腦中風，因長期胃酸逆流於是接受上消化道內視鏡檢查，在胃食道交界處發現一公分大小的病灶（圖三），經病理切片檢查後證實是食道腺癌。

　　接下來經由內視鏡超音波以及電腦斷層檢查，確認腺癌只侵犯食道的黏膜層，為早期食道癌。經由醫師詳細解釋，採取內視鏡黏膜下剝離術（ESD）將病灶完整切除（圖四），老太太恢復良好，相當感謝醫療團隊早期發現，並且早期治療，在不須手術的狀況下以內視鏡微創將癌症治癒。

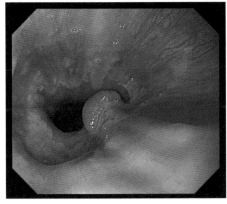

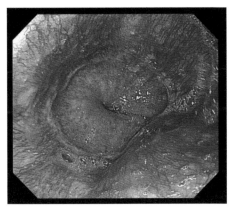

▲ 圖三、在胃食道交界處發現一公分大小突起的病灶，經病理切片檢查後證實是食道腺癌。

▲ 圖四、患者在經內視鏡黏膜下剝離術將病灶完整切除後痊癒。

食道腺癌的診斷

　　食道腺癌位於胃食道交界處，早期無明顯症狀，仰賴上消化道內視鏡檢查對可疑病灶進行切片，最後由病理組織確定診斷。若患者出現明顯吞嚥困難的症狀，建議立即就醫接受上消化道內視鏡檢查。

食道腺癌的治療

　　食道腺癌可先由內視鏡超音波確認侵犯深度以及是否有淋巴結轉移，早期的食道腺癌可經由內視鏡將病灶完整切除，然而侵犯深度較深或者有淋巴結轉移的患者則須接受手術進行食道。

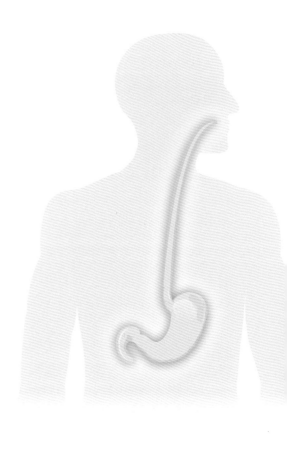

食道腺癌的預防

　　不同於食道鱗狀上皮癌，食道腺癌的患者通常不抽菸、不喝酒、也不嚼檳榔。**長期的胃食道逆流以及肥胖則常見於食道腺癌。**

　　除了注意胃食道逆流的生活習慣調整以及藥物治療之外，也別忘了上消化道內視鏡的檢查，對於巴瑞特食道以及食道腺癌，才能夠早期發現、早期治療。

5 中醫觀點談「保肝」

編審／盧昱竹（中醫部醫師）

在生活中，傷肝可能性無處不在。有研究報告指出，吃檳榔容易導致肝硬化、肝癌，而憋尿不只是傷腎，更傷肝。曾發生藝人代言的解酒液、保肝商品，打著可以保肝招牌，可是卻被檢驗出其成分傷肝。又或者，明明知道熬夜、疲勞、喝酒、吃藥會傷肝，可是卻無法適時調整生活習慣。

坊間關於保肝的藥品琳瑯滿目，要買來吃嗎？面對五花八門的「保肝」廣告，我們對於肝臟又瞭解多少？人人關心的補肝、養肝，但是要怎麼做才正確、才有效呢？現在就從中醫的觀點，為大家破除迷思。

你的肝有問題嗎？

常聽人家說：「你的臉色黃黃的，一定是肝不好！」還有人說皮膚不好，臉上容易長痘痘，有口臭的人，都是肝臟出問題。也有些人受到「肝不好，人生是黑白的」的廣告詞影響，當出現倦怠、疲勞的現象時，大腦中就開始擔心自己是不是有了嚴重的肝病。其實，這些都是一般人對於肝不好的刻板印象，也不全然都是正確的。不過，以中醫的診斷來說，還是有些外在的症狀可以用來觀察肝功能好不好，如下說明：

眼睛變黃

中醫的經典告訴我們「肝開竅於目」的道理，當我們觀察到眼睛有了異常的變化，常常也反應出體內臟腑中的肝臟出了問題。例如，眼白的部分如果呈現黃色，比較常見的原因就是所謂的黃疸。很多血液或肝膽疾病都會引起黃疸，所以，**一旦發現有眼白發黃，**

尿液的顏色呈現深茶色，就應該即刻請肝膽科醫師做詳細的診斷，找出真正的原因，以免延誤治療。

指甲表面不平

中醫理論還提到：「肝，其華在爪」，這裡的「爪」指的就是指甲。也就是說，當肝血充盈暢達時，指甲也會呈現煥發的華采。指甲是由硬角質層所構成，它有非常旺盛的新陳代謝，身體上各種異常的疾病都會反應在指甲上，所以指甲的顏色和素質多可反映健康狀況。一般來說，**當肝臟出現問題時，指甲常會產生不光澤、不平滑的現象。**

肝、膽、脾、胃

腎、膀胱、腸道

頭部、頸部

下肢

胸、心、肺

睡覺會抽筋

中醫裡認為：「肝主筋」這裡的筋可以理解為現代醫學的軟組織與結締組織，白話點解釋就是那些聯繫骨頭和肌肉的筋膜。而肝這個臟腑又是掌管人體血脈循環、氣機升降出入的大總管；一旦肝的臟腑經絡受到阻滯，我們四肢末梢的這些肌肉筋膜就失去了濡養，沒有溫暖的血液供應，肌肉累積的疲勞無法有效代謝，肌肉的鬆緊度難以適當調節，一旦晚上氣溫降低，或是睡覺時姿勢沒有改變，就比較容易產生抽筋的現象。

情緒急躁

　　強調情緒與臟腑的關係，是中醫與西醫比較不同的特色之一。因為中醫的肝除了與西醫的肝一樣有消化、代謝、解毒等功能外，還掌管了一部分精神、神經系統的功能，也就是中醫常說的「調暢氣機、調適情志」的疏泄功能。常常聽到一般人叫生氣為「動肝火」。像是無故性情急躁、發怒，中醫稱為「善怒」，多半認為與「肝」有關。而那些個性比較內向、情緒比較壓抑，容易生悶氣的人，也是由肝這個臟腑默默承受那些「發不出的肝火」。在臨床經驗中，很多診斷有自律神經失調的患者，接受了調和肝氣的中藥方劑後，大多能對生活品質有一定程度的改善。

口苦

　　有句成語叫做「肝膽相照」，形容人與人之間真心誠意，互相坦誠，零距離的關係，由此可見「肝和膽」的關係是多麼的密切。在醫學上，肝臟和膽囊都位於右上腹腔，經由膽管系統相連接，肝臟負責分泌膽汁，儲存在膽囊。如果感到嘴巴苦苦的，有時是跟膽汁的代謝異常有關，多見於肝膽的急性炎症。依中醫的理論，所謂「肝氣鬱滯、胸脅脹滿、口苦、咽乾」，就是在說，當一個人長期處於煩躁易怒的情緒狀態，伴隨有時常嘴巴苦、喉嚨乾，脅肋下脹脹的，很有可能為肝、膽受火熱病邪所致。

肝臟扮演的角色

　　肝具有儲存血液、調節血量的功能，並有協助各臟腑發揮正常功能的作用，而且可影響人的精神意識活動。中醫認為「人動則血運於諸經，人靜則血歸於肝臟」，說的就是肝臟是儲存血液的大倉庫。

如果肝臟藏血的功能異常，造成肝血不足、血虛，無法輸佈到四肢的肌肉筋膜，就有可能引起抽筋或痙攣，女性則容易出現月經量少的現象。另外，肝除了貯存血液的功能之外，老祖宗們還將肝臟比喻為身體內的「將軍」（負責謀略、思考）率領身體中其他器官臟腑，能夠及時應變內外環境的變化，有點像西醫裡所說的自律神經系統，調節許多生理功能。

另外，肝在影響人的精神意識活動方面，中醫認為，人的「七情」（喜、怒、悲、憂、思、恐、驚）變化，可以影響肝的「疏泄」功能。當人心情愉快，精神狀況良好的時候，肝的功能可得到充分的發揮；相反的，**當人精神不振、心情抑鬱時，則肝的功能會受到影響**。例如：一個人憂思或太過悲傷，就容易引起肝氣的抑鬱不舒暢，進而出現胸悶、煩躁、情緒抑鬱、月經不調等「肝氣鬱結」的徵候。

中醫著重調整體質與強化腸胃功能

肝病在西醫的觀點裡，主要分成肝硬化和各型肝炎，如 A、B、C 型肝炎。常使用口服抗病毒藥物或是免疫調節藥物，嚴重一點的需要手術介入，將已經損壞的切除，再嚴重的就是進行換肝手術了。但是，**中醫的治療方式主要以調整體質為主，在肝臟造成實質損傷之前，防微杜漸來治療肝病或是避免疾病進一步的持續惡化**。

如果是**肝火太旺**的，就要多吃降火的食物，像是**苦瓜、西瓜、蘆薈、菊花茶、桑葉茶、仙草茶**等，都是對於清熱降火有不錯的療效。但是，如果身體是**濕熱的體質**，就要使用**綠豆、薏仁、冬瓜、赤小豆**來祛除身體的濕熱。如果是**肝氣鬱滯的體質**，則適合**使用玫瑰茶、佛手柑**等柑橘類。

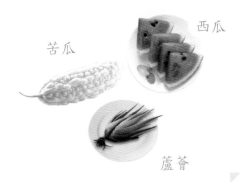

肝火太旺這樣吃
（可清熱降火）

西瓜

苦瓜

蘆薈

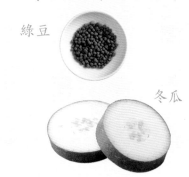

濕熱的體質這樣吃
（可祛除身體的濕熱）

綠豆

冬瓜

不熬夜、管理好情緒是保肝良方

　　太陽有東昇西降，月亮有陰晴圓缺，人體裡面也有個生理時鐘，在不同的時間點都有不同的神經、內分泌系統負責維持我們身體的平衡。而在中醫養生學中，則用臟腑之氣血在不同時辰運行於特定經絡的方式，傳達同樣的生理意涵。相信您一定有聽過，不要熬夜可以避免「爆肝」的說法。**因為晚上十一點至凌晨一點（子時）是膽的休息時間；到了凌晨一點至凌晨三點（丑時），則是肝臟休息的時間**，所以建議大家要在「對的時間，做對的事。」不要熬夜，盡量在晚上十一點前就寢，好好睡一場美容覺。還有，要控制自己的情緒，不要大動肝火，也不要生悶氣！保持心情愉快，對於任何一種病情都是很有幫助的。

　　說了這麼多，**其實保護肝臟的方法就是不傷肝！**除了要讓肝臟多休息之外，也要避免增加肝臟的負擔，舉例來說，抽菸、喝酒、過量使用藥物，都是很傷肝的 NG 行為。特別是酒精引起肝臟損傷後，隨之而來的是脂肪肝、肝炎、肝硬化的「酒精性肝病」的三部曲。

另外，在食用花生相關製品、玉米、堅果類、乾燥豆類時，也要注意外觀是否有發黴、異狀或蟲咬痕跡，以免吃進容易導致肝癌的「黃麴毒素」。平時還要少吃甜食和精緻碳水化合物、高脂肪高熱量食物，維持適當體重和規律運動的生活習慣，定期追蹤血壓、血糖以及血脂肪，以防脂肪肝找上門。

切記 —— 最好的保肝方式就是不要傷肝。

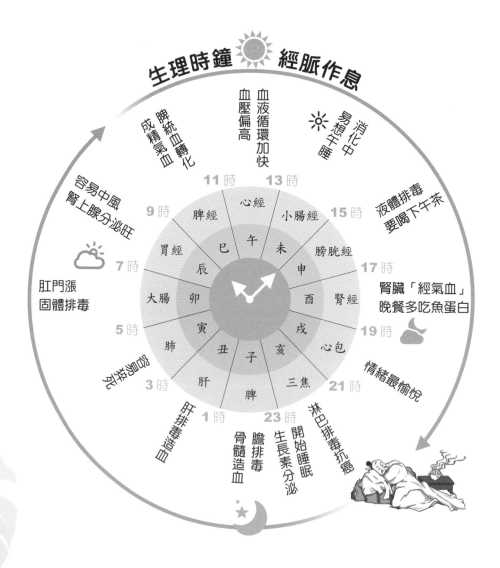

骨科 & 復健科
風濕免疫科 & 中醫

骨質疏鬆、坐骨神經痛、關節性退化炎、痛風、肌少症、
腰痠背痛

1 骨質疏鬆最怕跌倒，造成骨折

編審／葉光庭（骨科部醫師）

　　骨質疏鬆症是人老化後最常見的一種骨骼疾病之一，對停經後婦女來說更是健康問題上的隱形殺手。花蓮慈濟醫院骨質疏鬆照護中心近年常舉辦「保骨大作戰 ——— 骨質疏鬆健康衛教周」活動，一方面為民眾免費篩檢骨質密度，同時透過骨鬆講座，希望喚醒全民對骨鬆的重視。

　　人體骨骼的骨質不斷的在形成，也不斷地破壞；出生後因骨質生長因子較強，所以骨質會隨年紀而增加，約在三十五歲之前達到最高峰，之後骨質逐漸減少。如果骨質流失過多，使得原本緻密的骨骼形成許多孔隙，呈現中空疏鬆的現象，就是所謂的「骨質疏鬆症」。

　　其中女性在停經後，骨質減少的速度會加快。由於骨質疏鬆無明顯症狀，容易被輕忽。在診間經常遇到婦女平時身體狀況穩定，但一不小心走路跌倒、屁股著地，便造成髖關節骨折。甚至，彎腰抱小孩就造成脊椎壓迫性骨折、打個噴嚏造成脊椎骨折等症狀，就醫後，才知道自己骨質疏鬆已很嚴重。

骨頭因疏鬆而變薄、變脆弱，故容易造成骨折，特別是**前臂骨、股骨及脊椎骨。骨質疏鬆症最明顯的症狀，就是脊椎壓迫性骨折，它會引起背部痠痛、身高變矮及駝背現象，常見的「老倒勾」即是指這種現象。**儘管骨質疏鬆沒有明顯的症狀，但在診間最常見的症狀就是下背痛，還有全身痠痛。常見的骨質疏鬆症可分為：停經後骨質疏鬆症和老年性骨質疏鬆症（多見於 70 歲以上的老人）。

最常見的三種骨折

1. 前臂骨骨折	2. 髖關節骨折	3. 椎骨折
因為一般人跌倒時，直接的反應就是以手撐地，所以對前臂骨首當其衝，特別手腕位置。	當發生跌倒時，若來不及用手去保護身體，造成骨盆直接撞擊地面，就易發生髖關節骨折。	若跌倒時是整個人跌坐在地面，這時容易發生脊椎椎體骨折，亦即錐體整個變形、垮下來，這類骨折會使病人相當疼痛。

骨質疏鬆症的高危險群

骨質疏鬆症的危險因子可分為「**不可控制因素**」及「**可控制因素**」兩類。

A. 有骨鬆家族史

骨質疏鬆基本上是一種會遺傳的體質，當家中曾有長輩因骨質疏鬆發生骨折時，其他家人就屬骨鬆高危險群。若父母曾發生過骨折，尤其是髖骨骨折，子女罹患骨質疏鬆症的風險也會提高。曾發生過骨鬆性骨折的病人，發生第二次骨折的機率，是未曾發生過骨折的人兩倍。

B. 性別

雌激素包括動情素及黃體激素，對骨質的維護是一種很重要的元素。根據國內統計，六十歲以上的人口中，16％患有骨質疏鬆症，

其中八成是女性。女性容易罹患骨鬆的原因如下：女性的骨質原來就比男性差。女性停經以後骨質會快速流失。女性比男性長壽，受到骨鬆的影響就更為嚴重。因此骨鬆已經成為停經婦女最重要的健康課題。

C. 身材瘦小且體重過輕者

人若要擁有好的骨質，骨頭平時就要接受訓練，承受重量，這樣才會有好的品質。身材瘦小的人平時骨頭接受訓練的機會就比較少一點，在臨床上常見身材瘦小或營養不良體重過輕的病人，四十來歲就發生骨折，是骨鬆的高危險群。

D. 飲食中攝取的鈣不足

骨頭的原料是鈣質，鈣攝取不足，就容易有骨鬆的問題，所以正確的飲食習慣很重要，**建議可多喝牛奶及乳酪、酸乳酪等乳製品，或含鈣量豐富的深色蔬菜、豆類及豆製品食物。**

E. 缺少運動或長期臥病的人

適度的運動也是很重要，因為**運動會讓身體的骨頭對鈣質產生需求**，吃進去的鈣才會留在體內。

F. 飲用過量的咖啡、茶、酒及喜好抽菸者

這類物質會影響鈣的新陳代謝，要避免成為高危險群，咖啡、茶飲品要適量，並在生活中養成遠離菸酒的好習慣。

從年輕時就該開始儲存骨本

世界骨質疏鬆基金會指出，在年輕時期若能多增加 10% 的骨密度，就可以使骨質疏鬆症的發生延緩 13 年。因此，「儲存骨本」

要從年輕開始，在各年齡層階段都需要攝取均衡且足夠的營養素來維持骨骼健康，多攝取骨骼健康所需的鈣質、維生素 D3 及蛋白質等，如乳品類、高鈣豆製品（板豆腐、五香豆乾、豆乾絲等）、黑芝麻、木耳、海帶、海藻、青花菜、香椿及深綠色蔬菜等，並保持適當體重，不吸菸及節制飲酒，避免過度飲用咖啡，避免熬夜等健康生活形態。

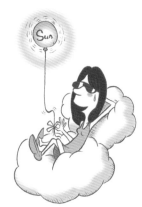

此外，透過適當日曬來增加體內維生素 D3 轉化，幫助人體從腸道中吸收鈣質。**建議可以在每天上午九點以前或下午四點以後，曬太陽 30 分鐘**，因為這時的陽光不會有造成曬傷的困擾。

再來，就是運動，**運動一定要「接地氣」，接地運動就是抗地心引力，如走路、跑步、爬樓梯、跳繩、登山等等運動，以腳碰地，承受身體的重量，或舉啞鈴操等荷重運動**，例如游泳就可能跟預防骨質疏鬆比較沒有關係。鍛鍊肌肉也可以維持骨質，減少骨折的發生。

擁有正確的骨質疏鬆健康促進的防治知識與能力之外，現在醫院也有跨醫療科骨鬆防治團隊，提供骨質疏鬆症篩檢服務，民眾可以透過專家醫師評估與建議，在飲食營養、運動中落實「保骨」生活，甚至運用骨質疏鬆藥物的治療，減緩骨質流失的速度。

因此只要有定期追蹤骨密度，了解身體的狀況。即使骨質有疏鬆的情形，只要開始照護，也會讓您的骨骼更加健康，無論是生活、旅遊、家庭生活都會輕鬆自在。

找對醫師、定期追蹤評估

治療骨質疏鬆的藥物很多，民眾務必找一位可信賴的醫師，定期追蹤評估，適時調整用藥，讓用藥副作用的風險降到最低，同時發揮最好的療效。

2 惱人的坐骨神經痛

編審／葉光庭（骨科部醫師）

根據統計，臺灣成年人口中有超過八成的人有腰痠無力疼痛的經驗。腰痠痛就是臨床上的下背痛，有些人的疼痛會從腰部順著臀部、大腿、小腿到腳底，嚴重時甚至會坐立難安，嚴重影響到日常生活。

腰痠背痛一直困擾人們，許多商品的設計都強調加入人體工學的概念，以期減緩或消除人體的負擔，甚至保證可以改善。號稱能治好多年的坐骨神經痛的商品宣傳此起彼落，顯而易見，人們一直在尋找避免疼痛的方法。

在診間，常會看到病人手撐著腰部或摸著下背，說：

「我小的時候這裡有傷到過……」

「我從生完小孩以後就開始腰痛，可能是無痛分娩，在脊椎打麻藥的關係……」

「我之前去看中醫，醫師說我的脊椎歪掉，我想來檢查看看。」

下背痛的原因很多，除了坐骨神經痛之外，包括腹部與背部肌肉的力量不夠、不正確的姿勢、缺乏運動、或肌肉、肌腱、韌帶拉傷或扭傷等背部傷害……，造成疼痛的原因不明確，通常稱為「**物理性下背痛**」，又稱肌肉骨骼型下背痛。

好發族群包括久坐的上班族、熱愛網路遊戲的電腦族、工作需要久站的服務人員、專櫃小姐、司機、勞動工作者。在美國，患有下背痛的人當中有一半都是屬於工人階級的勞動者，主要因為長時間的姿勢不良與肌肉過勞所造成的。

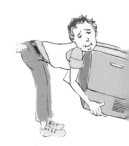

通常在工作或遊戲間，適度的休息，做一些伸展運動，都可減少疼痛的發生。平時可以鍛鍊核心肌群，以伸展運動訓練身體柔軟度，以瑜珈、皮拉提斯、游泳訓練肌力與耐力，均可改善單純下背痛。

什麼是坐骨神經痛？

我們坐在椅子上時，最靠近椅子的那兩根骨頭就是坐骨。如果痛源來自坐骨的地方，都稱為「坐骨神經痛」。坐骨神經一旦受傷、發炎或受到壓迫刺激等，整條神經的任何一點都可能產生疼痛，有的人會順著下背、臀部、大腿到小腿、腳底產生不舒服的痠麻感，嚴重時站無法站、坐無法坐，沒有一個姿勢是舒服的，「痛到快要死」的感覺常出自病人之口。

造成坐骨神經痛的原因，常見有**椎間盤突出**、**骨刺**和**脊椎滑脫**。**椎間盤位在兩脊椎骨之間的軟骨**，它的作用就像避震器，在脊椎活動時能減緩脊椎的受力與衝擊，也能增加脊椎的活動度。**椎間盤可能因為長期磨損、退化、創傷等原因而出現裂隙，若遇到某些過度彎腰或長期姿勢不良的動作施加的壓力，就易造成椎間盤突出。**椎間盤退化破裂壓迫神經，最常發生在下背部第四（L4）、第五節（L5）腰椎間，以及第五節腰椎與薦椎（S1）間。

最先出現的症狀常是腰痛、下背痠痛。一旦椎間盤突出壓迫到坐骨神經，就可能引發一系列不適症狀，例如臀部痠痛、下肢麻痛無力、肌肉痙攣等症狀，咳嗽、解便、彎腰、舉物時，症狀會加劇。

老化的原因之外，**椎間盤突出的發生也和生活型態、姿勢息息相關**，經常搬重物、體重過重、糖尿病控制不佳、抽菸、長期久坐或姿勢不正確、腹部和背部肌力較弱、曾有受傷病史的人都是危險族群。

骨刺是造成坐骨神經痛的原因之一，但成因和椎間盤突出不同，產生骨刺的原因是骨質增生，大多與關節退化、軟骨磨耗有關，較常發生在中老年人身上，指的是「**退化性脊椎病變**」。不過，關節過度使用或使用不當的族群，使軟骨過度磨損，年紀輕輕也可能長出骨刺。

骨刺通常好發於使用較頻繁的關節，例如頸椎、腰椎、膝關節、腳跟、手指、手肘。但不是所有的骨刺都會出現症狀。若壓迫到脊椎，會有行動不便與肢體僵硬的感覺，肢體力量也會受到影響。若壓迫到神經，會出現肢體麻木、針刺感，症狀可能會隨著神經分布的區域發生。如果神經長時間受到壓迫，區域內的肌肉可能萎縮或變得無力。

若腰部脊椎骨退化、長骨刺，之後可能造成腰椎滑脫的現象。好發在年長者，初期的症狀是腰部開始痠疼，之後向腳步延伸，嚴重時痛到不能走路，甚至感覺整個臀部快要掉下來似的。脊椎原是圓柱狀的椎體，一節接著一節，原本椎體後緣是要對齊的，如果出現明顯的錯位，就是滑脫。如果未進一步診斷去做復健治療，拉腰牽引的過程，只會讓病人滑脫的關節更不穩定。

坐骨神經痛的診斷與治療

要釐清坐骨神經痛的原因，除問診、X光檢查之外，醫師還會進一步安排磁振造影（MRI）檢查，讓醫師可以很清楚看到病變的位置，了解神經根被壓迫的程度，包括壓迫的來源等病因，進而規畫病人日後的治療。只要壓迫不是很嚴重，在治療上都會以服用消炎藥物來幫助病人。**若是椎間盤突出或骨刺，可配合復健治療和適當的休息，通常都可以讓病人達到消炎，緩解疼痛的效果。**

但如果壓迫到運動神經，可能腳會突然麻痺，不能行走，如果太晚動手術，可能會造成運動神經無法復原。另外，如果壓迫造成

【骨科＆復健科＆風濕免疫科＆中醫】

❷ 惱人的坐骨神經痛

排尿排便障礙，也須要立即評估是否開刀治療，但發生這種情況的比例不高。輕微的症狀可以透過休息、藥物、復健或物理治療來緩解。如果症狀較為嚴重，則由醫師評估進行手術治療。

梨狀肌症候群

久坐工作的人的下背痛或臀部痛，病因可能並非源自脊椎，而是梨狀肌。梨狀肌是臀部深處的一塊肌肉，因為下方有坐骨神經通過，所以發炎時，除了臀部深處感到痠痛，也常會出現腿、腳痠麻等神經受到壓迫的症狀；脊椎神經壓迫和臀肌筋膜疼痛的病症有時不易區分。

梨狀肌症候群主要是因為臀部深處肌肉僵硬、發炎，造成神經壓迫。在長期久坐、蹲坐、椅子過硬或習慣性翹腳等姿勢下，梨狀肌容易受到刺激或僵硬。好發族群是**久坐不動的上班族、不愛活動的老年人**身上；**運動量突然增加的運動員、需久蹲或搬重物的工人**也可能出現此症。

疼痛治療選項多，關鍵先找出疼痛原因

坐骨神經痛、下背痛需要開刀還是用藥治療？花蓮慈濟醫院為照顧下背疼痛困擾的病人，於 2018 年成立疼痛中心，整合麻醉部疼痛科、骨科部、神經醫學科學中心（神經外科、神經科、精神醫學部）、復健部、中醫部等跨科團隊；提供藥物治療、介入性治療、微創手術、復健治療、生活與心理調整等，強化對病人的照護系統，提供更完整的治療，滿足病人的身心需求。

疼痛的治療方式很多，但要先找出疼痛的原因。有些可以吃藥、熱敷緩解；有些須局部注射藥劑止痛；有需要進行脊椎融合手術，避免脊椎滑脫壓迫神經；有些輕症只要改變生活習慣即可獲改善。在現代醫療科技進步下，有更多非侵入性，或較少侵入性的微創治

療方法。即使需要外科手術也有傳統或微創手術，病人治療的選擇變多了。例如，**高頻熱凝療法**是治療下背疼痛的另一項非手術治療的選擇。透過特殊的探針，在 X 光或超音波影像導引的協助下，將探針置放到疼痛部位痛覺神經，進行通電，以電磁波產生熱能，使神經對疼痛的感覺鈍化，以達到緩解疼痛的功效。

「**關節鏡微創椎間盤切除及神經減壓手術**」是一種內視鏡手術，利用關節鏡（一根細管與一個微型攝像頭組成），針對脊椎神經壓迫緩解及骨刺清除所進行的微創手術。只需在病人患部劃開二到三個 0.5 公分的孔洞，就能執行手術。不僅傷口小，且軟組織破壞程度少、病人恢復快、疼痛少，也可以較早開始積極復健。

「**神經阻斷術**」並不是將神經切斷，而將神經「解套、放鬆」。部分疼痛是因為神經長期周邊組織「牽扯」或「綁住」，造成神經受損、腫大，注射麻醉藥配合微量類固醇至患部，放鬆神經，達到阻滯坐骨神經的效果。

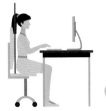

正確姿勢是不二法門

下背痛的成因，都與經年累月不正確的姿勢有關，例如久坐不動、坐姿不良、站姿不良、彎腰搬重物動作不正確（用力失當造成急性椎間盤突出，或是過度磨損導致慢性增生骨刺），因此最好的預防方法就是在生活中保持正確的姿勢。長時間坐姿工作的人，除了坐姿正確、選擇合適的座椅，最好每坐四、五十分鐘，就要起來伸展筋骨活動一下；搬動低位置的物品時，一定要記得蹲下來且動作不要太急或太快；如果東西太重，就應該借用推車等輔具或分批搬運。總之，平常動作上多謹慎留心，不要維持一個姿勢太久，多注意就可減少疼痛的發生。

3 嚴重影響生活品質的退化性關節炎

編審／葉光庭（骨科部醫師）

　　骨頭會退化，關節也會退化。骨頭退化會出現骨質疏鬆症，關節退化以後則會出現退化性關節炎。關節就是俗稱的「骨輪」，痛起來會嚴重影響生活品質。而且**千萬不要以為關節炎是老人病**，許多因為工作長時間持續性姿勢引起膝關節（竣頭趺）疼痛；或過重的身形、肌肉質量之不足及運動傷害等過度使用關節，都是導致退化性關節炎年輕化的原因。

骨 頭 病 理 變 化

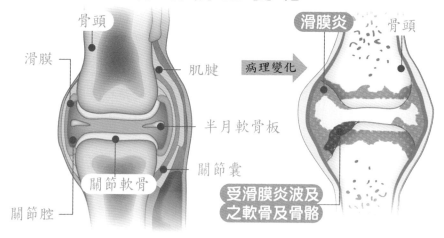

關節是人體骨骼與骨骼間的連接區域，可分為**不動關節**、**動關節**和**微動關節**。這裡主要談的是動關節，也就是負責人體運動行為（如屈膝、握拳）的關節。它的結構稱為「關節囊（articular capsule）」，外觀上像是一個包覆兩塊骨骼的包裹，裡面有軟骨及滑液，軟骨為兩塊骨骼連接提供緩衝，而滑液就像是潤滑液，使骨骼運動得以順暢。

退化性關節炎就好比機器用久了，會發出唧唧嘎嘎的聲音，變得僵硬、沒那麼好用；關節退化的過程其實主要就是軟骨磨損的過程，如果是日積月累慢慢地磨損，這過程不一定會覺得不舒服，但如果是短時間使用過度，或受傷造成的磨損，病人就會明顯的感到不適和疼痛。

民眾通常因為過度使用、受傷，或是一場病，造成關節快速變差，出現疼痛發炎反應，才會來看醫生治療。而**醫師治療的目的是減緩關節退化所造成的疼痛，改善病人的生活品質，減緩惡化的速度，而非逆轉關節的退化過程。**

關節保養，三十歲起不嫌早

如何避免過度使用，是保護關節疼痛發炎的很重要因素。關節保養無年齡限制，**建議從三十歲起開始，適度運動可使關節周圍的肌腱強壯，避免關節僵硬，並維持關節活動度。**過度運動則適得其反，建議運動的強度採循序漸進，才能避免運動傷害。

一般退化性關節炎病人，建議減少爬山、爬樓梯、跑步、打網球、打羽球或踢足球等激烈運動，多選擇游泳、健走、踩腳踏車等肌力運動，把肌肉力量練強。

騎單車可以訓練四頭肌，保護髖關節與膝關節；肌肉的力氣可以支持身體，減輕膝關節承受到的重量。而瑜珈、體操的伸展可訓練肌肉的耐力，耐力佳、有彈性的肌肉，即使面臨突如其來的動作，也可保護膝關節較不易受傷。良好的肌力與耐力，可強化關節的受力能力。

一般退化性關節炎病人因為怕痛，所以常常不敢運動，甚至不太走路，反而會使關節越來越僵硬。建議可做健走運動，依個人能力分次進行；若感到關節疼痛、力氣不足時，可減少運動量。

游泳是一種全關節運動，**對於患有關節炎的人得來說，游泳是最好的。**但同時有肩膀痛、脖子痛的人則不適合游泳。

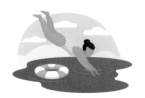

生活中除了均衡飲食汲取養分之外，**控制體重、少搬重物、避免彎腰取物、避免讓關節長期維持同一個姿勢、注意膝蓋保暖、正確的站姿與坐姿、避免久蹲、盤腿坐、跪坐、翹二郎腿均可保養關節。**

另外，選擇高度適宜的椅子，可減輕起立和坐下時髖關節和膝關節的壓力；開重門時，要協同身體力量推開。多曬陽光，可以增加體內的維生素 D3，增加鈣質吸收的速率，並增加肌肉及鄰近關節的骨頭的活力。以上這些方法都可有效延緩關節的退化速度。

退化性關節炎的治療方法

服用藥物

通常是消炎藥、止痛藥、肌肉放鬆劑，讓痠痛的症狀可以得到緩解。

關節內注射

消炎藥品，如類固醇，可以有效緩解劇痛。

玻尿酸注射法

可以增加關節潤滑及有效緩解發炎。

骨科、疼痛科與復健科醫師使用的「增生療法」，是注射有利於受傷組織癒合的生長因子的治療方法。包括 PRP（*自體高濃厚血小板血漿*）、抽取自體骨髓直接施打或經離心獲得的骨髓濃縮萃取液（*又稱骨髓 PRP*）、如抽自體脂肪製備的 SVF（*基質血管片段*）或幹細胞，除了減緩關節退化、改善關節功能之外，也可以讓關節適度的「回春」。

復健治療	水療、短波、超音波等熱療	電療
急性期膝發熱、腫脹時使用冰敷。	利用溫熱使痠疼症狀減緩。	包含干擾波及經皮電刺激。

藉著活動身動使組織活化，減輕疼痛、腫脹等發炎症狀，且能強化組織遏止變形性膝關節症的進行。

退化性關節炎的手術治療

關節內視鏡	切骨矯正手術	人工關節置換手術
在病人的膝關節打兩個小孔讓醫師清楚看到內部結構，同時可清理發炎的關節及清除骨刺，以減輕關節疼痛。	用於關節軟骨良好，但膝關節骨骼變形的病人。	通常用於退化性關節炎的末期，針對軟骨磨損已十分嚴重的關節。

手術治療常依照不同的病程及嚴重度，會施以不同的手術，病人可以合併中西醫合療，利用中醫針灸、藥物，改善退化性關節炎帶來的痠疼不適感。

常見關節炎的種類

退化性關節炎之外，其他常見的關節炎種類還有**類風濕性關節炎、僵直性關節炎、痛風性關節炎**。

類風濕性關節炎

是一種慢性疾病，發病原因可能與基因、賀爾蒙、抽菸、環境（例如人體易長期暴露於二氧化矽粉塵）等因素相關，但真正的病因不明。因為病人的自體免疫系統異常，使免疫細胞與抗體因攻擊關節而產生發炎反應，發炎會導致關節組織增生，進而破壞關節結

構。好發位置大多在四肢小關節（如手指、手腕、腳趾等），發病部位往往對稱，也就是說左腳腳趾有症狀、右腳腳趾也會發病。

僵直性脊椎炎

目前推測可能與遺傳基因或細菌感染有關。一旦罹患疾病，患者的脊骨之間會逐漸黏合（椎間盤發生骨化現象），時間一久，脊椎便會變得僵硬且失去彈性。起初，病人在晚間會感到腰部、臀部疼痛或僵硬。之後，疼痛與僵硬的狀況有時還會蔓延至上背部、胸部、腳跟或頸部。情況嚴重時，病人彎腰的弧度將受到限制，且駝背的現象會越來越明顯。花蓮慈濟醫院骨科部團隊治療僵直性脊椎炎矯正手術在臺灣首屈一指，最嚴重的病人經五次的矯正手術，嚴重變形的身軀可以得到一百四十度的矯正量，重新抬頭挺胸。

痛風性關節炎

俗稱痛風，痛風較常發生在男性身上（男女患病比 9：1），尤其肥胖、愛喝酒、愛吃海鮮或肉類等高普林食物，都是高危險群。如果體內尿酸量過高（空腹時血尿酸數值大於 7.0mg ／ dL），或是人體代謝尿酸的能力異常，多餘的尿酸就會沉積體內形成結晶，而沉積的結晶就可能引起關節腫脹，甚至破壞關節。如果尿酸結晶堆積在泌尿系統內，還可能形成尿酸結石，影響腎臟功能。

類風濕性關節炎	退化性關節炎	僵直性關節炎	痛風
好發於 手部、指間與掌指關節	好發於 手部遠端指關節及負重關節（如膝或腰）	好發於 下背與骨盆關節	好發於 第一大腳趾關節 等

4 肌不可失，活得好就要動——談肌少症和衰弱症

編審／梁忠詔（復健醫學部主任）

一個人從出生到死亡，最怕因生病或遇到事故而失能，大家都希望能延緩老化，身體機能一直保持良好直到人生的最後。

據統計，臺灣的平均壽命已達 80 歲，而國人平均因失能而臥床的時間是 8.8 年。復健科醫師常常在跟病人解釋時，以自身為例分享「想要過什麼樣的人生，第一是活到八十歲以上；第二是希望失能的時間只有 8 小時，糟一點 8 星期，但千萬不要臥床 8 年」。

一生都機能良好、健康到最後的例子有誰？那就是台塑集團的創辦人王永慶先生，他去世的前一天在美國巡視工廠，第二天早上起床發現他一覺不醒了，這是我們最希望的壽終正寢。

我們 40 歲之後就開始退化了，如果沒有注意，很容易就發生「肌少症」，隨著年齡增長，就會變成「衰弱症」。

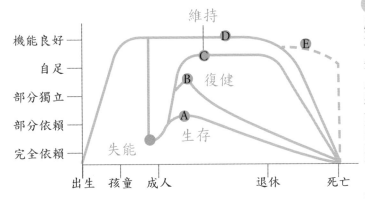

什麼是肌少症？

如何得知自己有沒有「肌少症」？第一是身上的肌肉減少，第二是力量減弱，第三是走路的能力變差，有其中一項，就符合肌少症，如果三項都有，就是嚴重的肌少症。

159

力量的減弱與否，可藉由握力來評估，依據亞洲標準，兩手都測，**女性單手握力小於 18 公斤、男性單手握力小於 26 公斤**，那就要多注意了。行走要多快，才算是不錯的肌肉表現？**速率每秒 0.8 公尺，一小時約走三公里左右**（也就是在四百公尺的操場散步，一小時走七圈半）**是最低標準**。如果一小時可以走到六公里，就是急行軍的速率。

衰弱是老化的自然過程，但延緩老化、逆轉衰弱，是有方法的。盡量避免跌倒、住院、習慣長時間臥床，好好吃飯、補充營養、多嘗試新的事物。如果做什麼事都提不起勁，人懶懶的沒力氣，頭暈目眩，就容易跌倒；跌倒以後出門不易，生活失能的情況下，人就容易憂鬱。

糖尿病、高血壓、腎臟病、心臟病、胸腔氣管疾病等，都可能造成失能，所以平日就要控制好三高或慢性病。特別是女性比較容易因貧血而頭暈，也容易跌倒，要小心。

如何評量衰弱症？

在臺灣評量衰弱的條件也是三項標準，若符合下面敘述三項之中有一項，代表是衰弱前期，有兩項就符合衰弱症。

第一	第二	第三
在一年當中，沒有刻意減重的情況下體重減輕高過三公斤或 5％ 以上。如營養不良，或是罹患中風、巴金森氏症等神經性疾病等因素也會造成體重減輕，例如本來體重 60 公斤，一年內掉了 3 公斤，等於掉了 5％ 的體重。	坐在椅子上，兩手抱胸，不用手扶，坐站五次來回，一般成人約在 10 秒內完成，長者如果無法在 15 秒內完成，或需靠拐杖或助行器，下肢功能已明顯衰弱。	在過去一星期內是否經常或有三天以上，有提不起勁做事的感覺？這是精力降低的指標。

另外，檢測衰弱症還有一套國際標準————Fried 評估標準，這是 Fried 學者在 2001 年提出衰弱症的五項臨床指標（Fried frailty phenotype），包括非刻意的體重減輕、費力（肌力下降）、體能活動度（每週活動消耗的卡路里數）、行走時間（走五公尺所需的秒數）、以及握力，如下表所示。目前的研究大多依據這項評估工具來界定衰弱症，也是目前常用的篩檢方式。

65 歲以前長者，
在沒有刻意減重的情況下

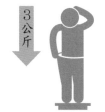

與一年前相比，
體重是否
減少超過 3 公斤？

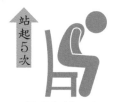

是否無法不用
手支撐的情況下，
從椅子站起來 5 次

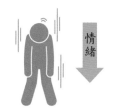

最近是否常常感到
對事情**提不起勁**？

有一項表示懷疑為衰弱前期，二項以上為衰弱症

Fried 評估標準

指標	評估方式	評分	注意事項
體重減輕	與前一年相比，體重減少 3 公斤或 5% 以上	□是 □否	過去一年未刻意減重
費力	上一週有下述感覺的天數為： ● 你覺得做每一件事都需花很大的力氣 ● 你沒有辦法起動做任何事	□是 □否	0：很少或沒有（＜1 天） 1：有一點（1～2 天） 2：中度（3～4 天） 3：大部分時間 （兩題答案都是 2 或 3 時，評分為是）

Fried 評估標準

指標	評估方式	評分	注意事項
體能活動度	每星期活動消耗的卡路里數	□是 □否	男性：＜ 383 千卡為衰弱 女性：＜ 270 千卡為衰弱
行走時間	走 5 公尺所需的秒數	□是 □否	男性身高 ≦ 173 公分 ≧ 7 秒 ＞ 173 公分 ≧ 6 秒 女性身高 ≦ 159 公分 ≧ 7 秒 ＞ 159 公分 ≧ 6 秒
握力	左右手測量 3 次取平均值	□是 □否	男性 BMI ● 小於等於 24：≦ 29 公斤為衰弱 ● 介於 24.1-26：≦ 30 公斤為衰弱 ● 介於 26.1-28：≦ 30 公斤為衰弱 ● 大於 28：≦ 32 公斤為衰弱 女性 BMI ● 小於等於 23：≦ 17 公斤為衰弱 ● 介於 23.1-26：≦ 17.3 公斤為衰弱 ● 介於 26.1-29：≦ 18 公斤為衰弱 ● 大於 29：≦ 21 公斤為衰弱

如果上述 Fried 指標之衰弱症判定標準，符合三項以上，就是衰弱；符合一至二項，即是衰弱前期；符合零項，則為正常，代表生活機能正常。

衰弱症該怎麼辦？

如果家有衰弱的症狀的長者時要怎麼辦？建議可先至「老人醫學科」（整合醫學科）門診。因為有時候病人的衰弱症狀有可能是因為吃太多藥，吃到昏昏沉沉的。試想，十幾種藥，即使是年輕人，有辦法吃完嗎？所以一定要找老人專科門診，先把藥物好好的整理。

如果臨近醫院沒有老人科，找家庭醫學科醫師評估也可以；如果病人需要復健幫忙，自然會轉介給復健醫學科。

　　要預防衰弱症，減緩衰弱，日常生活應著重運動及飲食，透過肌力強化運動，促進骨頭關節肌肉健康，預防跌倒等意外發生；在飲食上，則透過補充鈣質、蛋白質等均衡膳食營養，預防營養不良。

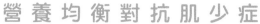

營 養 均 衡 對 抗 肌 少 症

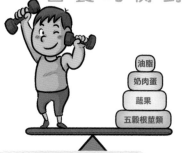

油脂
奶肉蛋
蔬果
五穀根莖類

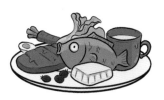

每天攝取足夠熱量
避免身體消耗肌肉

攝取
優質蛋白質與足量蔬菜

阻 力 訓 練 對 抗 肌 少 症

利用彈力帶
及阻力繩

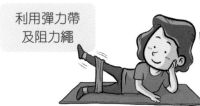

阻力訓練
讓肌力變強

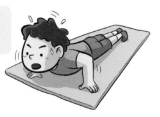

負重或徒手
肌力訓練

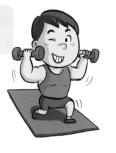

水中
阻力運動

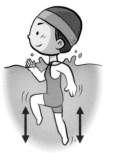

5 來去如風！要命的痛風

編審／潘郁仁（風濕免疫科醫師）

深受痛風所苦的名人不少，歷史上的風雲人物包括亞歷山大大帝、法王路易七世、路易十四、美國總統富蘭克林、元世祖忽必烈、科學家牛頓、達爾文、伽利略、詩人哥德……等人在內。痛風與飲食有密切關係，在古代被稱為「帝王病」，後來又被稱為「富貴病」，甚至有人直接說是「酒肉病」。

如今隨著生活的富裕，山珍海味、美酒佳餚也進到一般人的生活中，痛風已從過去的帝王病變成了耳熟能詳的文明病。

到底哪裡出了毛病？

許多人遇到關節腫大疼痛時，身邊的親朋好友往往會提醒，那一定是痛風發作，並且斷言一定是高普林的食物吃太多，但普林是什麼？痛風又是什麼病呢？

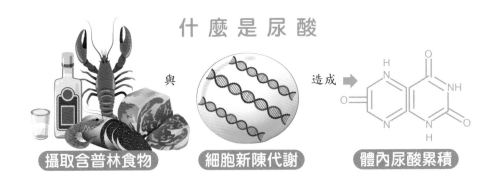

什麼是尿酸

攝取含普林食物　與　細胞新陳代謝　造成➡　體內尿酸累積

簡單來說，**普林是細胞中的一種含氮物質**。它是組成與維持細胞功能很重要的物質。人體也是由細胞構成，因此人體也需要普林。身體會自行製造普林，身體新陳代謝、替換老舊細胞時也會產生普

林。此外，我們從飲食中也會攝取到普林。普林會經由肝臟代謝形成尿酸，少數的尿酸會經由腸道排出至糞便中，但大多數的尿酸會由腎臟排出至尿液中。

當病人身體製造了太多的普林，會使得體內尿酸過高。此外，**腎臟功能如果出現異常，導致腎臟無法排出尿酸，也會使得體內尿酸過高**。體內尿酸過高到一個程度，就叫**高尿酸血症**。當尿酸濃度越來越高，就會變成尿酸結晶而沉積。

尿酸常常會沉積在關節，平時這些結晶並不會引起不舒服，但在吃大餐、喝酒、或輕微受傷之後，結晶會開始引發發炎。這時候發炎部位的關節會整個腫脹發燙，並導致非常劇烈的疼痛，這就是急性痛風發作。一開始幾乎只影響一個關節，隨著發作次數越來越多，可能會同時影響 2 ～ 3 個關節，甚至引發發燒等情形。其實尿酸不只會沉積在關節，它也會沉積在腎臟，造成**尿結石**或**尿酸腎病變**。

尿 酸 結 晶 堆 積 關 節 引 發 痛 風

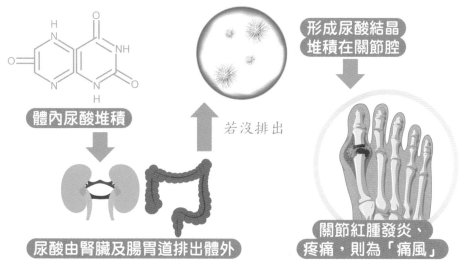

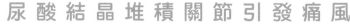

痛風為何會叫做痛風呢？其實這是來自於中醫的文獻。關節腫痛在中醫的文獻有許多的論述，一開始常被稱作「痛痹」。東漢張仲景在他所著作的『金匱要略』中有一章節名為「中風歷節病脈證並治」。其中提到「歷節疼不可屈伸，此皆飲酒汗出當風所致。」

「歷節」一般認為是遍歷關節的意思，也就是這種關節痛會在不同的關節發作。又因為痛的時候很痛，而且痛的關節腫脹變形，像被老虎咬一樣，所以又有白虎歷節風的名稱。**明朝的名醫虞摶所寫的「醫學正傳」提到「夫古之所謂痛痹者。即今之痛風也。諸方書又謂之白虎歷節風，以其走痛於四肢骨節，如虎咬之狀，而以其名名之耳。」**這就是痛風這個名稱的來源。

引發高尿酸血症的 3 種原因

1. 體內製造 太多的尿酸	● 當某些原因使得細胞太快受到破壞，以致新陳代謝加速時會產生過多的尿酸。例如以節食的方式加速減輕體重、或患有一些骨髓疾病等。 ● 此外有些人是遺傳的因素，這些病人常常在很年輕的時候就發病，甚至有人在國中的時候就開始痛風發作。
2. 尿酸排出 過少	● 身體裡面的尿酸有三分之二是透過腎臟經由尿液排出，其他三分之一才是由腸胃道的細菌分解，所以當尿液排泄過少尿酸，體內的尿酸就會增高。 ● 腎臟功能不好或是服用利尿劑、阿斯匹靈等藥物時，都會造成尿酸排出變少。
3. 身體一方面 製造過多尿酸， 同時排出量少	這種情況下會使身體快速累積尿酸而引發疾病。

痛風發作務必就醫治療

痛風一開始發作時，大多會從肢體比較末梢、溫度比較低的地

方開始，像是大腳趾、腳踝的關節。發作時關節會產生紅、腫、熱、痛的現象。有的痛到無法走路、無法穿鞋，甚至被風吹到就痛得要命，也因此常有人在發作時到醫院掛急診。

如果能忍耐痛風發作時的疼痛，通常在發作的二十四小時內疼痛會達最高峰，然後慢慢減輕。如果完全不治療，疼痛狀況大部分會在一至三星期左右自然消失。如果接受藥物治療，大部分病人的疼痛會在一至兩天就有明顯改善。也是因為痛風平常完全沒有症狀，發作時又很快改善，因此往往會被認為是小毛病而忽略，進而延誤治療時間。

第一次痛風發作往往短暫，但如果不接受適當治療，高尿酸血症還是沒有處理，經過半年、一年或兩年，疼痛又會再發，而且發作的間隔會越來越短，次數也越來越多。在經過多次發作之後，尿酸的結晶會越來越多、越來越大。這時候就會看到關節周邊突出硬硬的腫塊，稱作**痛風石**。若此時還不治療，痛風石會越來越大，最後將會破壞到關節組織和骨頭。這時候就算接受治療，關節也無法完全復原了。有時候痛風石還會從皮膚破出來，流出白白的，像石膏一樣的東西，這時候傷口很難癒合，如果造成感染，甚至會有需要截肢的可能性。

痛風要如何治療？

既然痛風在發作過後疼痛就會消失，為什麼還要治療呢？其實，**當痛風所造成的疼痛消失並不代表痛風就好了，疼痛只是對身體的一種警告，要喚起我們的注意，若是這時還不治療，將會使得尿酸鹽結晶在不同器官中沉澱，而導致不同器官致命的併發症。**例如：腎臟病、心臟病、動脈硬化、高血壓、中風等，可是只要接受正確治療，通常痛風在半年之後，即不再有急性發作的現象。痛風

石也會變小而消失。在治療痛風上，可以分為急性期和慢性期：

A. 急性期

由於痛風發作時異常的疼痛，就算是堂堂七呎的大男人也會忍不住掛急診，**這時治療的首要原則就是要讓關節休息，不要讓尿酸波動得太厲害**，因為不管是急劇的上升或是驟然的下降，都可能讓痛風持續的發作。此時也可以使用**非類固醇的抗發炎藥物**，把痛風的發炎給抑制下來。

B. 慢性期

痛風會引發很多併發症，例如：肥胖症、高血脂、高血壓、心臟血管疾病等，當解除痛風急性期發作的疼痛之後，便要找出造成痛風的原因加以正確治療，以避免痛風的再次發作。

　　在預防時，可在平時服用一些抗發炎的藥物，例如：秋水仙素可以預防急性痛風發作；當然，吃藥除了預防急性發作之外，也可以將尿酸降到合理的濃度，避免尿酸鹽結晶沉澱，唯有好好的控制尿酸才可避免嚴重的併發症出現。在治療的過程中，千萬不要以為只要在急性發作時才以止痛藥止痛，一旦疼痛消失後藥物就會跟著停止，這是很大的錯誤。**若病人一年內多次痛風發作，則需要持續服用藥物減少體內尿酸形成，或加速腎臟排出尿酸。適合使用那一類的藥物則需要謹慎與醫師討論利弊得失再決定。**

控制飲食減少痛風發作

　　尿酸是由普林代謝所造成的廢物，而普林又普遍存在於食物和體內的細胞。人體內的尿酸來源大概有三分之一是來自所攝取的食物，其他三分之二則是由身體的新陳代謝形成。

　　生活中常見的食物，例如**動物內臟、海鮮、蘆筍、香菇**等，都含有高量的普林。然而並非所有富含普林的食物都會增加痛風發生的機會。許多研究都顯示，**食用較多的紅肉（牛、豬、羊肉）與海鮮確實會增加痛風的發生率，**

但高普林的植物性食物並不會增加痛風的發生機會。

最近研究還發現含糖飲料雖然沒有普林，但也會增加痛風的發生率。此外，**多食用乳製品則會減少痛風的發生機會**。最後，雖然長期而言，植物的普林並不會增加痛風的發生率，但對於已經有痛風的病患，如果痛風正在發作時，還是會建議減少高普林植物的攝取。

當痛風治療藥出現之前，飲食控制在痛風治療中扮演重要的角色，雖然現在有藥物可以控制，但是減少紅肉、內臟、海鮮等高普林食物攝取，對痛風的預防還是有幫助的。

人如果處在脫水狀態，痛風機會比較高，**建議痛風病人在平時也要多喝水，每天最好喝 2000C 左右的水，可以避免尿酸在尿路中結晶**。

日常生活中，**減少食用高果糖漿**，高果糖漿是常用在飲料、麵包、穀片、醬料裡的甜味劑，**會提高尿酸值喔**！當你補充水分時，最好喝開水，遠離甜甜的飲料。

戒酒也重要，因為**酒精會讓尿酸增加**，同時也會**讓尿酸的排泄減少**，這都會造成高尿酸血症的發生。

控制體重很重要，體重愈重的人，身體有愈多細胞代謝，會生產出愈多的尿酸，讓腎臟負擔更重。因此**適當減重就能減少痛風發作的機會**。

某些藥物恐引發痛風

少部分的藥物，如利尿劑、阿斯匹靈，或是移植手術後所用的免疫抑制劑等。有可能會誘發痛風，若病人曾經痛風發作過又需要服用這些藥物，請記得告訴醫師，視情況調整用藥。

6 中醫觀點談「腰痠背痛」

編審／龔彥綸（中醫部醫師）

現代人的文明病「腰痠背痛」

「腰痠背痛」是現代人最常見的毛病之一。據統計有八成以上的人，都曾經有過腰痠背痛的經驗，而發生的原因，大部分是因日常生活姿勢的不當、老化的骨刺，或外力傷害所引起。只要在生活上多加注意，你也可以抬頭挺胸，打直腰桿！

有一位西方醫師在非洲肯亞行醫二十二年，那些生活在原始部落的土著們，沒有一個人向他抱怨過有腰痠背痛的問題。這位醫師認為，因為土著們過著自給自足的生活，所以比都市人有更多的運動和活動的時間，而且他們沒有人開過汽車、打過電腦，甚至沒有人坐過椅子，當然也沒有人在現代化的廚房裡料理家事。他們通常是蹲著工作、煮飯和吃飯，而且在彎身時，總是會彎曲膝蓋，人人有著自然而完美的姿勢。

追根究柢腰痠背痛是內部或外部引起很重要！

「老」其實是一種再自然不過的身體退化，人身上的器官、肌肉，因為使用的年代久遠，本來就容易留下受傷的記錄，如果年輕的時候受了傷，再加上歲月的侵襲，生理上的修復功能退化，漸漸的到了四十到五十歲之間，慢慢就會出現腰痠背痛的情況，所以，腰痠背痛算是一種很自然的生理現象。

不過老人家在求診時，常常只告訴醫師說他腰痠背痛，常讓醫師很困擾，得一再追問，才知道疼痛發作的真正原因。例如跌倒、被硬物敲擊，或遭到碰撞，這都會造成腰痠背痛的情況加重！

不過，在中醫的觀點來說，老人家的腰痠背痛大致上可以歸納成兩大部分，一個是「外部」造成的疼痛；一個是由「內部」引起的疼痛：

有關外部的疼痛

● **風**：這類型的痛就像風一樣四處遊走，一會兒痛這、一會兒痛那，拿捏不定。在中醫的觀點裡，「風」也泛指外在環境的因子，舉例來說，像是有人被風一吹到就會頭痛，就是受外在環境的影響。

● **寒**：最明顯的徵兆就是手腳冰冷。一般來說，就是血管收縮不易，血液循環不良，而中醫講「不通」會痛，就是這個道理。

● **濕**：濕在中醫觀點裡說的就是身體裡分停滯、不流動了。另外，如果處於濕度太高的環境，或是洗頭後沒有馬上吹乾，都會造成水分在身體裡的某個部位停滯太久，導致疼痛。最明顯的例子就是，下雨天的時候，老人家的膝蓋或是全身骨頭會痠痛，常說身體就像氣象台一樣，一旦濕氣增加，馬上用痛來告訴你！

有關內部的疼痛

● **氣**：老年人常腎氣不足，所以體質較虛寒、怕冷，人也容易疲累。說起來就跟西醫的抵抗力、免疫力不夠有異曲同工之妙。

● **水**：老年人腎水也容易匱乏，腎水就是體內的水分和營養，當腎水不足的時候，無法濡潤關節肌肉，也會造成痠痛，就像是營養不良的人也會比較容易生病是一樣的道理。

對症下藥有撇步

西醫解決肌肉疼痛的作法，大都就是利用止痛藥、肌肉鬆弛劑、復建運動等，來治療腰痠背痛，而中醫則可以使用針灸的方式，來

緩解疼痛。不過，可能有些老人家害怕針灸，所以一般中醫可以由兩方面著手治療，首先避免引起疼痛的外部因素，例如：

避免「風」

加強外部保暖工作，不讓風直接吹向身體，例如：可以戴帽子、手套，或是戴口罩。

避免「寒」

儘量不吹風、不淋雨，注意身體的保暖。泡泡熱水是一個讓身體暖和不錯的方法，還有驅寒的作用，不過要提醒大家，泡完熱水後要馬上將身體的水分擦乾，才可以避免濕氣所造成腰痠背痛。

避免「濕」

除了注意上面一點所說的，將身體上水分擦乾，還有洗完頭也要馬上吹乾，另外，也要盡量少接觸冰冷的水。如果家裡的環境太過潮濕，可以使用除濕機來除濕。

用食補改善體質

另外一方面則是從內部進行體質的調養，例如老人家骨質退化，如果可以用加強食療，也能改善身體的退化。以下介紹幾類食物，可以加強這方面的功能：

1. 豆類製品：如豆漿之類。黃豆中已知有一種天然的女性荷爾蒙，稱之為**大豆異黃酮**，它與人體的荷爾蒙很像，有趣的是，它具有雙重的功效，不但能夠避免刺激乳癌細胞的生長，也能像人體自然的女性荷爾蒙一樣防止骨質疏鬆症，所以多喝豆漿有益身體健康，但是有痛風的病患並不適合飲用。

2. 枸杞：枸杞真的是一味滋補的好藥材。它的主要功能有潤肺、清肝、滋腎、益氣、生精、助陽、補虛勞、強筋骨、祛風、明目，所以對於風濕或是腎氣不足、腎水不足所引起的痠痛都有不錯的效果。

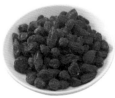

3. 秋葵：秋葵的營養價值很高，有保護腸胃和肝臟的作用，果實有一種黏性物質可幫助消化，還富含蛋白質及豐富維生素 A、維生素 B、鈣、鐵、磷和膳食纖維，在中醫藥材裡還可以入藥治療胃炎、胃潰瘍等。

4. 山藥：山藥具有抗菌、抗氧化、抑制癌細胞、調節生殖系統、增強免疫力等功能。且根據《神農本草經》記載，具有滋養、強壯及止瀉之功效，並有補中益氣、溫養脾胃等效果。另外，山藥塊莖也富含多種人體必須之胺基酸、蛋白質、膽鹼、纖維素、維生素 A、B$_1$、B$_2$、E 及鈣、磷、鐵、碘等，是一種嗜口性極佳的健康食品。

5. 杜仲：味甘性溫。古人皆視杜仲為滋補強身，對於腎臟和肝臟是很好的藥材。杜仲能祛除風濕，增加腰部肌肉骨骼力量。舉凡風濕引起的風濕性脊椎炎、肥大性脊椎炎、風濕性腰肌炎、坐骨神經痛，中醫常用杜仲來治療。

不聽信廣播或自行隨意買藥吃

常常聽到廣播賣藥說著「痠骨輪、痛骨肉……！」主持人說的口沫橫飛，真的有效嗎？現代社會，老人家的子女都在上班，收音機裡誘人的廣告詞又強力放送，讓人忍不住就購買了不適合的成藥。

在中醫的治療方式裡，每一個人的體質都不同，既然體質各異，一種藥怎麼可能治療百種人？建議大家不要隨意購買成藥，有病、身體不舒服一定要去找專業、合格的醫師，讓中醫師來幫您針對病情對症下藥。

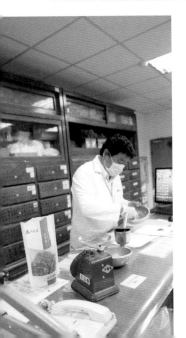

[泌尿科&
婦科&外科]

攝護腺肥大、攝護腺癌、泌尿道結石、尿失禁、子宮頸癌、乳癌

1 男人的長壽病——攝護腺肥大

編審／李政霖（泌尿部泌尿腫瘤科醫師）

有一句台語諺語是這樣說的：「少年郎放尿濺過溪，老大郎放尿滴到鞋。」後面這一句話就是在形容男性攝護腺肥大患者所面臨的窘況。

根據調查，半數的男性 50 歲後就有攝護腺肥大之現象，而 70 歲男性其比例更高達 70 ～ 80％。隨著年齡的增加，男性患有攝護腺肥大的比例也跟著增加，也就是說，只要男性活得夠久、終究會出現攝護腺肥大的困擾！所以，攝護腺肥大又有「男人的長壽病」的稱號。但是其中僅有約三分之一的人會因臨床症狀而求診，許多病患則是等到併發症產生，例如：反覆性泌尿道感染、急性尿液滯留、膀胱結石、膀胱肌肉功能受損、腎臟功能惡化等，才倉皇就醫，往往錯失治療黃金期。

什麼是攝護腺？

攝護腺，又名前列腺，是男性特有的器官。攝護腺是屬於男性

生殖系統中的一個器官，它的位置在膀胱的下面、尿道的末端，剛好把尿道包在其中，其主要功能是分泌攝護腺液。攝護腺液是精液的一部分，扮演著潤滑的作用，跟生育有著很大的關係。

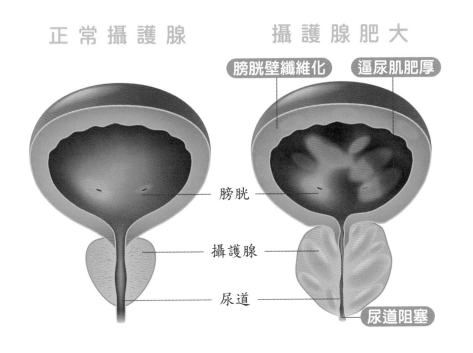

上年紀的男性都會有攝護腺肥大？

　　隨著年齡的增長，男性荷爾蒙的刺激造成組織的增生，就是造成攝護腺肥大的主要原因。除此以外，不良的生活習慣，例如：抽菸、喝酒、肥胖也是造成攝護腺肥大的誘因。另外，其他內科疾病如肝硬化、高血壓，甚至種族、社會經濟地位都有影響。攝護腺肥大可以說是男性的宿命。但是，如果在青春期以前就已經去勢的太監，則不會因為賀爾蒙的改變，而造成攝護腺肥大。

　　當攝護腺慢慢肥大時，它同時往內、外生長，就會壓迫到裡面的尿道。就像我們用手指去捏緊水管一樣，當壓迫越大，小便要通過尿道就會越來越困難，到最後小便就完全解不出來了。

　　雖然「良性的攝護腺肥大」是一種正常的生理變化，不過，原本跟栗子差不多大小的攝護腺（大約有 20 公克），一旦肥大過度，壓迫到尿道，慢慢的就會出現一些症狀，例如：

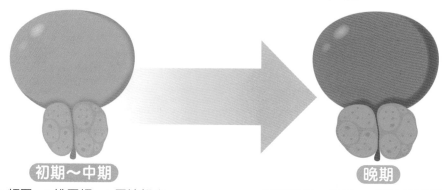

攝 護 腺 肥 大 的 生 理 變 化

初期～中期
● 頻尿　● 排尿慢　● 尿流細小
● 急迫性尿失禁　● 有排尿感
● 膀胱發炎、夜尿次數增多

晚期
● 膀胱發炎、血尿　● 腎功能障礙
● 尿滯留　● 尿毒症

　　1. 有尿意解不出來：小便時必須等一陣子才能解得出來，有的時候，甚至等一兩分鐘還解不出來。

　　2. 尿流微弱無力且無法解乾淨：小便變細，甚至有時會中斷，常常要分好幾次才能解完，或者解完小便後，還會滴滴答答的，流下一些無法解乾淨的餘滴。

　　3. 小便的次數明顯增加：老是覺得膀胱裡的尿液沒有排完，小便後仍然感覺有尿液，會不斷的想要去上廁所，可是到廁所又解不出來。這種情況到了晚上睡覺的時候，尤其明顯困擾！

　　4. 小便過急：再嚴重一些的病患常常會突然尿急，甚至無法控制而流出，就像小朋友尿床或是尿褲子一樣。

當出現以上這些症狀時，通常已經影響到生活品質了，建議尋求泌尿科醫師的協助。如果忽視不在意，或是因害羞而不敢看醫生，則會持續增加膀胱、腎臟的負擔。嚴重的話，甚至會出現**血尿**、**膀胱發炎**、**結石**，或導致**腎功能衰竭**引起尿毒等現象。

攝護腺肥大要如何診斷？

攝護腺肥大的診斷，通常包括以下幾種檢查方式：

- **病史詢問**：包括「排尿症狀有哪些？」、「持續了多久？」、「嚴重度如何？」等，並根據**國際攝護腺症狀評分表**（詳見 P.178）進行攝護腺症狀的評估期嚴重程度。攝護腺肥大是否需要治療，會以生活品質的影響程度作為評估，病患是否有其他疾病，也須詳實紀錄。

- **肛門指診**：醫師以手指由患者肛門處伸入直腸往前摸，看攝護腺是否對稱、光滑、有沒有硬塊等。

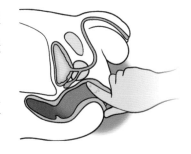

- **尿液檢查**：包括含糖、蛋白尿、膽紅素尿的檢查及是否有出血、感染等。

- **血清攝護腺特異抗原**（PSA）：檢查結果若異常，或直腸指診有疑慮，則建議做切片檢查，以確認是否為攝護腺癌。

- **排尿日誌**：記錄排尿習慣及排尿狀況，包括多久排尿 1 次、排尿量、排尿情況、日常習慣（例如每日喝了多少水？）等，以確認是否排尿異常與生活習慣或夜間多尿症有關。

- **其餘檢查**：在某些情況下，如症狀特殊、治療效果不好等，可能就需要做進一步的檢查，包括尿流速測試、殘尿測量（解完尿後進行膀胱超音波檢查）、腎臟超音波（如殘尿太多太久，可能引起腎臟水腫）、經直腸攝護腺超音波檢查、膀胱尿道鏡等。

國際攝護腺症狀評分表（IPSS）

症狀／類別	完全沒有	五次中有一次	不超過一半	大約一半	超過一半	幾乎每次	單項評分
1. 在過去一個月內，您是否有排尿解不乾淨的感覺？	0	1	2	3	4	5	
2. 在過去一個月內，您是否不到兩小時還要再去小便一次？	0	1	2	3	4	5	
3. 在過去一個月內，您是否有小便斷斷續續的現象？	0	1	2	3	4	5	
4. 在過去一個月內，您是否有憋不住尿的感覺？	0	1	2	3	4	5	
5. 在過去一個月內，您是否有小便無力的感覺？	0	1	2	3	4	5	
6. 在過去一個月內，您是否有需要用力才能解出小便？	0	1	2	3	4	5	
7. 在過去一個月內，晚上睡覺時您一般需要起床小便幾次？	0	1	2	3	4	5	
總　分							

評分表總結：0 ～ 7 分為輕度症狀；8 ～ 19 分為中度症狀；20 ～ 35 分為重度症狀。

一定要開刀嗎？

攝護腺肥大問題的主要族群大都是中老年的男性，他們往往不會在產生有症狀的第一時間看醫師，原因通常除了怕尷尬之外，還有害怕一看病就要動刀。其實，現在對於攝護腺肥大的治療方式大概可分為藥物或手術治療，經過醫生的評估和醫病溝通，就能找出適合自己且有效的治療方式。

藥物治療

攝護腺肥大的治療，通常會先採取藥物的治療，以下為常見的藥物。

攝護腺肥大治療藥物比較表

藥物說明	甲型阻斷劑	5-α 還原酶抑製劑
藥效	用於放鬆膀胱頸部肌肉和攝護腺的肌肉纖維，使排尿更順暢。	用於減少荷爾蒙合成，使得攝護腺體積縮小。
副作用	少數患者會出現姿勢性低血壓、頭暈、無力、下肢水腫。	少數患者會出現性慾降低或性功能障礙。

手術治療

若是治療效果不好，或是症狀較嚴重的病人可以選擇手術治療。

內視鏡手術

現在的手術都採取微創的趨勢，比傳統的手術傷口更小，也更容易復原。例如直接把內視鏡放入尿道，利用電刀切除造成阻塞的攝護腺，並將其取出，手術效果十分良好，而且從尿道進入，外部根本沒有傷口。

雷射

近來許多種類的雷射（如：鈦、鉺、綠光、紅光等）應用於攝護腺肥大的治療，有著手術時間短、出血少、病人恢復快、住院天數少的優點。

依目前較大規模之統計，手術當中出血量少，極少有病人因手術而需輸血（0～1%），其術後造成之併發症，如排尿困難（6～9.6%）、膀胱頸攣縮（1.4～～2%）、暫時性尿滯留（1～5%）、尿失禁（0.5～1%）。

及早治療，享受生活

對男性而言，攝護腺肥大就像年紀大時頭髮變白、長老人斑一樣自然，是邁入中老年不可避免的現象，但在日常生活中，卻可藉由一些小方法來預防它的惡化。

例如避免肥胖，平常飲食不要太油膩、少攝取高脂肪食物、避免刺激性的飲食、喝水適量（一天約喝 1500cc），儘量白天喝，晚上少點喝等，都是預防攝護腺肥大良好的生活習慣。研究發現，每天攝取 30 毫克茄紅素能縮小攝護腺肥大的病灶，並且降低攝護腺癌血清抗原的指標（PSA）。另外，儘量不要憋尿，因為膀胱就像氣球，如果漲得太大或是太久，就無法恢復原狀；膀胱不能收縮就不能解小便了。

現在的治療方式，已經可以有效改善攝護腺肥大的問題。很多病人因為就醫部位比較私密，所以害怕就醫，也有人擔心手術後會有後遺症，其實，在初期只要使用藥物，就可以有不錯的控制效果，不一定要開刀。排尿若能順暢，不但可以輕鬆外出、安心睡覺，也可紓解疲勞與壓力，對生活品質來說，絕對是一大提升。

2 熟男隱形殺手——攝護腺癌

編審／江元宏（泌尿部泌尿腫瘤科主任）

根據國民健康署統計，多年來，攝護腺癌已躍為臺灣男性十大癌症第 5 名，且發生率逐年增加。其死亡率位居男性癌症死亡十大疾病的第 7 名。攝護腺癌好發年齡為六十歲到八十歲之間，建議五十歲以上的男性朋友就應關注個人的攝護腺健康問題。

國健署公布 2017 年的臺灣攝護腺癌確診人數超過五千八百人，發生率是每十萬人中有 31 至 32 人罹癌；發生率可能持續上升，死亡率則是趨緩。**八十歲以上，幾乎有九成的男性都可能在攝護腺裡發現癌細胞，故攝護腺癌可視為是熟男們專屬的疾病。**在這個高齡的時代，身為男性的你更不能掉以輕心。早期攝護腺癌通常是沒有明顯症狀的，所以往往常因疏於檢查發現而錯失治療良機造成遺憾。

什麼是攝護腺？

攝護腺是男性獨有的器官，女性並沒有攝護腺。它位於膀胱下方，中間有尿道流經，後側方則有儲精囊進入，後側為直腸。攝護腺的大小有如一個栗子，分泌的攝護腺液占全精液總量的 20 至 30%，功能在於適合精蟲滋養與游動，並且保持精蟲的活力。

攝護腺癌並不是由良性攝護腺肥大演變而來，而是由於病人的基因中缺少了一些抑制癌細胞生長的因子，使得這些病人逐漸產生細胞變性而發展出攝護腺癌。

攝護腺癌剛開始的時候可能只是一小區腺體裡面的細胞突變，但它也可能會長大到侵犯整個攝護腺體，甚至發生局部淋巴轉移，或是到骨頭、肝、肺乃至於全身的癌細胞轉移。除了基因因素之外，

攝護腺癌也可能跟後天的飲食有關,尤其是過分油膩、高脂低纖的飲食,可能會助長其發生。

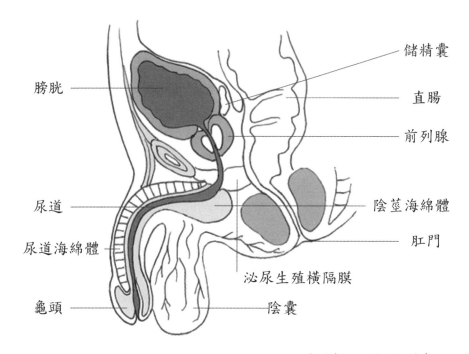

繪圖者:泌尿部郭漢崇主任

攝護腺癌的診斷及檢查

A. 肛門指診

對於攝護腺癌的診斷,醫師可以經由肛門用指頭檢測攝護腺的表面是否有硬塊或是突起,或是兩邊不對稱的變化。

B. 超音波檢查

使用超音波檢查,在影像中若發現攝護腺具有較低回音的陰影,也是可以懷疑具有攝護腺癌的證據。

C. 血液檢查

　　使用血清中攝護腺特異抗原檢測（PSA），更提高了攝護腺癌的診斷率，使得很多病人在沒有症狀下可能因攝護腺癌特異抗原指數上升而被發現。攝護腺特異抗原指數高於 4 ng/mL 的時候，或在經肛門直腸指診發現攝護腺有不正常的硬塊時，建議可接受經直腸攝護腺切片手術，而由切片的組織學變化，發現早期的攝護腺癌。

PSA 是什麼？

- PSA 是男性攝護腺分泌的特異蛋白質，用來篩檢攝護腺癌。
- **PSA 的標準值**：小於 4ng/mL。建議 45 歲以上的男性定期篩檢。

PSA<4 原則良性	攝護腺癌得到的機率低
PSA 4 ～ 10 值得警戒	攝護腺癌得到的機率近 25%
PSA>10 瀕臨危險	攝護腺癌得到的機率近 60%

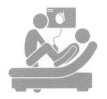

攝護腺癌的治療

　　醫師們會藉由攝護腺癌細胞的分化程度指數，以及影像學檢查攝護腺癌侵犯的程度，來作為診斷及治療攝護腺癌的依據。如果攝護腺癌發生在年紀較老的病人，而且其分化指數程度較低時，則可以採取保守治療或是觀察療法即可，不需要給予任何的藥物治療。但如果分化程度在中度或是高度以上，則建議要積極的治療。

　　如果癌細胞侵犯程度在攝護腺被膜之內，可積極的採取**根治性攝護腺切除手術或是放射性治療**，可消除癌細胞，避免癌細胞的擴

散，以及進一步侵犯。但如果癌細胞惡性度高，而攝護腺癌已經侵犯到攝護腺的被膜之外，或是已經有淋巴結或遠處轉移的時候，則可能需要考慮荷爾蒙或進一步化學治療。

攝護腺保健的營養素及常見食材

營養素	健康能量	常見食材
維生素D	攝護腺癌病患身體含量少，應適量補充。	● 黑木耳 ● 日曬乾香菇 ● 全脂牛奶 ● 深綠色及紅黃色蔬果等
茄紅素	可對抗自由基、抗氧化能力強。	● 蕃茄 ● 紅蘿蔔 ● 南瓜 ● 木瓜 ● 葡萄柚 ● 杏仁等
異黃酮	抑制攝護腺組織增生。	● 納豆 ● 天貝 ● 豆腐 ● 味噌 ● 毛豆 ● 豆漿
鋅	保健攝護腺功能。	● 洋菜 ● 小麥胚芽 ● 南瓜籽 ● 堅果、菠菜 ● 五穀米 ● 白芝麻等

根治性攝護腺切除手術

由於醫療科技日新月異，攝護腺癌的根除性切除手術選擇除了傳統開腹式手術之外，更多了**腹腔鏡手術**及**達文西機械手臂手術**等選擇。**如果癌細胞沒有侵犯到攝護腺被膜，選擇達文西機械手臂手術，可保留神經血管叢，可大大減少手術後尿失禁及性功能障礙發生的風險。**臨床統計指出，手術後一到六星期的生活品質，達文西機械手臂手術更優於傳統開腹式手術。

最後，就如前面所提到的，大部分的病人被偵測出攝護腺癌都是沒有症狀的，唯有透過定期健康檢查才能早期發現。及早發現及早治療，攝護腺癌便可以得到治療的機會，以避免遺憾。

攝 護 腺 癌 術 後 保 養

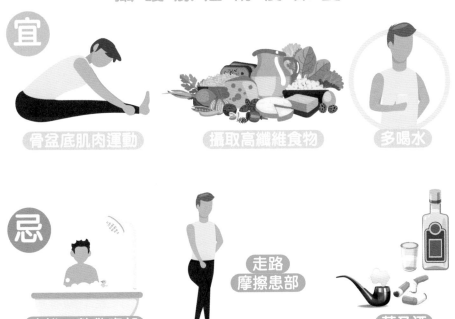

宜
- 骨盆底肌肉運動
- 攝取高纖維食物
- 多喝水

忌
- 坐浴、熱敷腹部
- 走路摩擦患部
- 菸及酒

3 小石子要人命——泌尿道結石

編審／陳聖復（泌尿部兒童泌尿科主任）

　　睡覺睡到半夜突然肚子絞痛，這是一般人常有的經驗，雖然大部分的原因是吃壞東西，腸胃不適所造成，但也有可能是尿路結石而引起的。根據統計，臺灣地區盛行率大約是 9.4%，大約每十人中就有一人可能患有尿路結石，其中又以 30 ～ 60 歲的患者居多，而且男性約為女性的 2 到 3 倍。

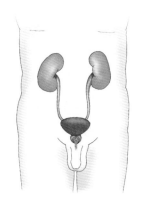

　　在日常生活中，很多上班族或開車族，為了避免上廁所的麻煩，會減少喝水量，或時常憋尿；每當口渴時，用來補充水分的又常是包裝精美、口感多變的飲料，而不是淡而無味的白開水。如此經年累月下來，小石子就慢慢在尿路中形成，腹痛就隨時準備降臨了！

腰痛，結果是結石！

　　有人說，結石所引起的絞痛是相當難熬的，甚至比女性生產疼痛還難過，而且大部分的人都是痛在腰部，因此很多人分不清楚，自己是腰痛，還是泌尿道結石產生的痛。關於腰痛可分三種：

　　1. 筋膜痛：肌筋膜疼痛屬於人體骨骼肌肉病變，是一種會反覆發作的慢性疼痛病。當觸診患者肌肉表層時，通常可發現摸起來像繩索狀或結節狀的緊實硬塊，硬塊上面有一特別敏感的痛點。

　　2. 神經痛：有可能是神經發炎所引發的疼痛，只要不動發炎的部位，就不會疼痛了。有可能是脊椎退化的壓迫神經痛，或是肌肉拉傷所造成的痛。這種疼痛可能是持續的，並且可能是特定姿勢才會痛。

3. 結石痛：結石的痛通常都是突然發作的，可能以陣痛的形式出現，因結石大小及部位不同，也有可能無痛感。

　　若結石還在腎臟時經常沒有症狀，當結石掉出腎臟到輸尿管磨擦到管壁才會引起疼痛。常結石卡住不動時也不一定會痛，若在滾動時則會發生劇痛，也因此疼痛經常是一陣一陣的，且不會因姿勢改變而有影響。**典型的疼痛是腎絞痛，痛的部位發生在腰部後方，有時還會反射到會陰部，相當難以忍耐。**

造成結石的主因

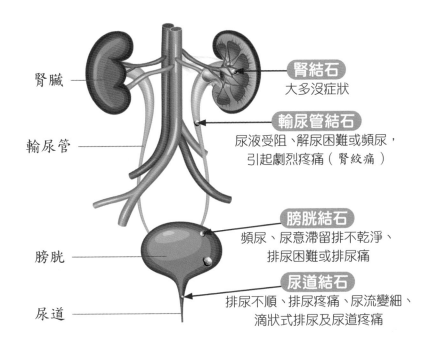

腎臟

腎結石
大多沒症狀

輸尿管結石
尿液受阻、解尿困難或頻尿，
引起劇烈疼痛（腎絞痛）

輸尿管

膀胱結石
頻尿、尿意滯留排不乾淨、
排尿困難或排尿痛

膀胱

尿道結石
排尿不順、排尿疼痛、尿流變細、
滴狀式排尿及尿道疼痛

尿道

　　結石有 80 ～ 85％的比例是含鈣石，其中以草酸鈣最多，磷酸鈣次之，兩者混合也不少。結石的原因很複雜，大致由於尿中各種**游離離子的濃度過高，造成結晶質的沉澱而成結石。**

　　當身體水分攝取不足時，腎臟會把水分儘量保留在身體內，此時排出高濃縮的尿液，高濃縮尿液使尿液中的物質容易形成結晶狀態。另外，若尿液中鈣離子、尿酸、磷酸、草酸等物質濃度過高，造成過度飽和現象，則會形成結晶並漸漸變大為結石。在正常情況下，身體對於預防結石也有一套保護機轉，尿液中的鎂離子、檸檬酸、蛋白質如 Tamm-Horsfall protein、nephrocalcin 等均能有效抑制腎結石的作用。當尿液中鈣離子、尿酸、磷酸、草酸等物質濃度過高時，有利於腎結石形成，當病人尿量及抑制結石因子皆不足時，就更容易產生腎結石。還有 5～10％是屬於**感染性的結石**。當有尿路感染時，有些細菌會造成特殊的結石環境，所以稱「感染性結石」，成分則為**磷酸銨鎂**為主。

結石的成分	佔比率	結石因素	在 X 光下穿透性	在 X 光上顯影	在 CT 上顯影
草酸鈣	75～85%	副甲狀腺機能亢進、甲狀腺機能亢進、維生素 D 過量、腎小管病變、尿鈣過高症	無穿透性	可顯影	可顯影
磷酸鈣	10～15%		無穿透性	可顯影	可顯影
磷酸銨鎂	5～10%	復發性尿道感染（常見於女性）	無穿透性	可顯影	可顯影
尿酸	5～10%	痛風、腫瘤化學治療後、酸鹼平衡失調	具穿透性	無法顯影	可顯影
胱胺酸	＜5%	自體遺傳性疾病	具穿透性	無法顯影	可顯影
蛋白質抑制劑沉積	＜5%	HIV 患者使用蛋白酶抑制劑（indinavir）	具穿透性	無法顯影	無法顯影（經靜脈注射腎盂攝影術（IVP）可幫助診斷）

此外，以下多種風險因素亦可增加患上腎結石的機會：

1.飲食因素：包括水分攝入量過少及攝入過多鹽份、含草酸的食物（如花生、杏仁、草莓、茶和咖啡）和含嘌呤的食物（如動物內臟、貝類）。

2. 環境因素：如居住於炎熱地區而經常大量出汗，但水分攝取量過少，以致尿量減少及尿液中的礦物質增加。

3. 遺傳因素：包括腎結石的家族病歷，會增加形成結石的風險。依結石不同的成分，原因則不同，常見的結石如左頁表。

尿路結石的診斷

1. 病史：詢問患者的家族病史、相關疾病，尤其是有關結石的病史。包括第一次發病的時間、年齡、頻率、嚴重程度，是否曾自行排出結石等。

2. 放射影像學檢查：尿路結石中，有 90％ 以上屬於 X 光無法穿透的結石，可以顯現在 X 光片上，所以放射影像學檢查在診斷上有一定的重要性。由 X 光可初步判定有無結石，以及結石的位置。

3. 靜脈注射腎盂 （IVP）攝影：IVP 使用「顯影劑」，就是一種可以在 X 光片中變成白色的東西，當顯影劑從血液經過腎臟排入尿液中，就可以把泌尿器官的形狀顯現出來。此外，結石的形狀、大小與位置，都可以藉由 IVP 看得較清楚，因此， IVP 也是診斷尿路結石不可或缺的重要檢查。

4. 超音波：超音波掃描影像對區分結石、腫瘤或血塊等類似的陰影很有幫助。腫瘤及血塊的回音比結石低且不會產生回音影子；結石則會有回音影子產生。不過，不單只有結石會產生回音影子，腎動脈壁鈣化也可能造成同樣效果，此外若是輸尿管結石則可能造成腎水腫，也可由超音波檢查發現。

5.電腦斷層掃描：少數的結石在 X 光照射時可穿透造成無法顯影，例如尿酸結石，此時必須用電腦斷層掃描才能照得出來。

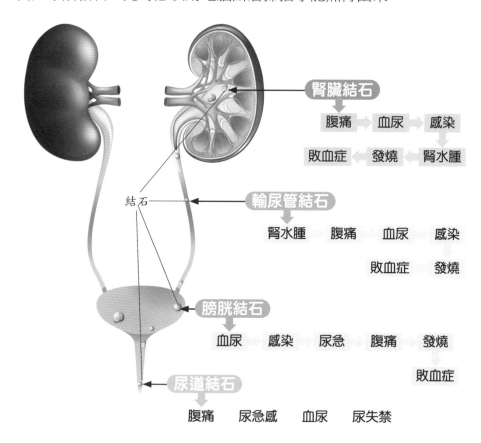

泌尿道結石的治療方式

八成的結石可以自行排出，所以很多人在發現結石後會多喝水、多運動，靜觀其變！不過，**結石如果太大，要藉由尿液自然排出就不是一件容易的事了**。一般會以 0.5 公分為標準，大於 0.5 公分的結石「自排機率」很低，應該要儘速接受治療。

另外，在等待結石自行排出的時候，除了會有持續的疼痛外，也可能造成尿路阻塞導致**腎水腫**（腎積水），阻塞時間若太久則會

造成腎功能不可逆的受損。此外，腎水腫時若有合併尿路感染，則會併發**腎盂腎炎**，甚至**敗血症**，嚴重的還會威脅到生命。

不過，即使是 0.5 公分以下的結石，要通過細長的輸尿管也是不容易的事情，尤其在輸尿管接膀胱入口處的地方最窄，大約只有 0.1～0.4 公分，結石也最常卡在這裡。隨著治療方式的進步，病患不一定都要挨上一刀，儘早治療不但能降低併發症的風險，也能儘早解除痛苦。所以，目前願意等待和忍耐的病患已經越來越少了。

▲ 結石

結石的治療方式有下列三類：

A. 藥物治療

麻醉止痛及解除痙攣劑

結石患者痛起來相當劇烈，所以對於疼痛的解除及控制極為重要。一般醫師會使用止痛藥讓病人緩解疼痛的感覺。

抗生素

抗生素也是經常用以治療泌尿道結石或感染的藥物，其主要是用在控制發炎的情況。

各種結石的藥物治療

解除疼痛後，下一個目標便是排除結石。許多小石子可以自動排出，但是大石子就需要碎石手術；而**復發性結石容易造成尿路感染，可能的復發因素，包括乳製品食用過量、腎小管性酸中毒、血中尿酸過高及副甲狀腺機能亢進等**，此時因結石種類不同，有數種不同的藥物治療方法。

(1) 鈣結石 （Calcium stones）

結石成分通常為草酸鈣（calcium oxalate）或磷酸鈣（calcium phosphate），好發於男性，平均年齡為三十歲，此類結石佔所有尿路結石的 80% 以上。其產生原因大致有以下幾種：

● **尿鈣過高**（Hypercalciuria）：尿液中的鈣（尿鈣）排泄過多，病患若由於吸收或腎功能不好所引起，則可以 thiazide 類利尿劑治療，如 hydrochlorothiazide 或 trichlormethiazide，因這類藥物會增加腎臟對鈣的再吸收，降低尿鈣的排除，若適當限制鈣的攝取，則效果更佳；若為副甲狀腺機能過高所引起的高尿鈣，則須考慮外科手術，因為藥物治療無效。

● **高草酸尿症**（Hyperoxaluria）：宜補充鈣質，讓口服鈣質補充劑與腸道中游離的草酸結合，降低尿中的草酸濃度。**碳酸鈣**（Calcium carbonate）便是一種便宜且快速吸收的鈣質補充劑，於飯中服用效果較佳。

● **高尿酸尿症**（Hyperuricosuria）：引起高尿酸鈣結石的原因包括普林（purine）類食物攝取過量及尿酸產生過多，建議治療方式包括：**改變飲食，限制紅肉、魚及雞肉的攝食；且多喝水，保持尿液的比重 <1.010**；或給予 Allopurinol 降低尿酸。

● **低檸檬酸尿症**（Hypocitraturia）：可以 Potassium citrate 治療，此為**尿液鹼化劑**，可增加尿中檸檬酸濃度及有效提高尿中酸鹼（pH）值，使 pH 值維持在 6 到 7 之間，持續減少尿中草酸鈣飽和度而降低結晶的形成，進而達到溶解結石的效果。

同時，該藥物也可矯正腎小管酸中毒的現象及減少尿酸結晶，對於痛風病人可做為一種輔助治療劑，且鹼化尿液可增加 Aminoglycoside 類抗菌藥物的效用及礦胺類藥物的溶解度。Potassium citrate 一天不得使用超過 l00meq，因此藥含有鉀，所以患有高血鉀的病人不得使用；也不可與保鉀利尿劑併用，如 spironolactone、amiloride、triamterene，以免造成心臟方面的問題。

常見的副作用為腸胃不適，如噁心、嘔吐、下痢，若與食物併服則可改善此現象。其它如代謝性酸中毒、尿路感染或胃腸道異常，都可能降低草酸的排除，因此矯正這些誘發因素，將有助於抑制結石的復發。

(2) 胱胺酸結石 （Cystine stones）

此類的結石較為少見，通常因尿液胱胺酸排泄增加而形成結石。主要治療方法為鹼化尿液、disulfide 交換性藥物或以手術清除。鹼化尿液可用 Potassium citrate，使 pH 值達到 7 ~ 7.5，因為當尿液 pH 值到達 7.5 時，cysteine 的溶解度會增加約二倍。

(3) 尿酸結石 （Uric acid stones）

此類結石約佔所有尿路結石的 7%。患尿酸結石的病人中，有半數同時患有痛風，不論痛風存在與否，尿酸結石的病患通常有家族遺傳性。由於多半是體內一些疾病狀態所造成，例如痛風（Gout）等，因此我們必須針對疾病原因而對症下藥，例如必須教導病患限制普林類（purine-rich）食物的攝取，如肉類、魚等，多喝水也可幫助降低尿酸的濃度。

尿液鹼化至 pH 值 6.5 ~ 7.0，將有助於溶解及避免尿酸結石的產生，是當前處理尿酸結石主要的方式，可使用的藥物包括 potassium citrate 及 sodium bicarbonate。

(4) 感染性結石（Struvite stones）

　　此類結石容易在鹼性尿液中沉澱，常導因於泌尿道受到會產生尿素酶細菌（主要是 Proteus species）的慢性感染，最後生成結石；好發於女性。這些結石往往呈現鹿角型分枝，如果充塞整個腎盂和腎盞，可能反覆感染而逐漸損害腎功能，具潛在危機性。由於與 Proteus 菌種的感染有關，需針對此菌種給予積極治療，例如 Acetohydroxamic acid（屬於尿素酶抑制劑），且因此藥會降低尿中胺的濃度，使尿液的 pH 值降低，酸化尿液，因此可達到治療效果。但可惜的是，使用此類藥物會受到副作用的限制，包括胃腸道不適、頭痛、深部靜脈栓塞等，發生率為 50％，因此感染性結石最好的處理方式還是外科移除。

A. 飲食治療

● **每日攝取水分至少 3000cc**：定時定量持續的飲水比久久猛喝一次水有效，而且，晚上睡覺等於長時間沒有進食，身體更容易缺水，所以睡前一杯水，半夜醒來如廁時再加一杯水，這樣才可以補充足夠的水分。

● **應限制鈣攝取量**：少吃含鈣食物的確可有效降低尿鈣的濃度，進而減低尿石的發生率，但不偏食而且均衡的營養才是上策。相反地，吃草酸含量高的食物時，應同時攝取鈣，例如喝牛奶或喝紅茶、咖啡、巧克力時最好加入牛奶，如此可於腸管內形成不被吸收的草酸鈣。

● **少鹽**：鹽的攝取量太多會使尿中鈉的排泄量增加，引起尿中磷酸鈣濃度升高，抑制結石因子——檸檬酸的含量。

● **少蛋白質**：針對尿酸過高或是尿液中檸檬酸過低者，應減少動物性蛋白質的攝取。

容易造成結石的食物

草酸含量高的食物	茶、紅茶、椰子、咖啡、可樂、啤酒、小紅莓汁、檸檬、扁豆、菠菜、柑橘、葡萄、蘋果、蕃茄、韭菜、甜菜、秋葵、甘薯、無花果、李子、梅子、草莓、杏仁、巧克力、可可、花生、萵苣、芹菜、蘿蔔、蘆筍
磷含量高的食物	酵母、小麥胚芽、蝦、香菇、全穀類、麥片、內臟、蛋黃、牛奶、豆類、堅果類、可可粉、巧克力、果汁粉
酸性飲食	蛋白、肉、家禽、魚、穀類、葡萄、西瓜、蕃茄、玉米、蘆筍、加工水果、橄欖、李子、小紅莓、南瓜
鹼性飲食	牛奶、蔬菜（尤其是豆莢和綠色蔬菜）、大多數水果、海帶、海藻、大比目魚、鮭魚、鱒魚、牛肉
含高普林飲食 （purine）	海水魚（鯷魚類、小魚干、沙丁魚）、內臟（心、肝、腎、腦、脾、腸）、肉汁、肉湯、香腸、香菇、洋菇、蘆筍、豆類、酵母類（養樂多、發酵乳、健素糖）、雞精、干貝、蛤蜊、草蝦、蚌、發芽豆類、紫菜

以上食物應少吃。

B. 手術治療

● **體外震波碎石**：震波是由體外傳入，所以不必開刀。利用震波對結石產生高壓將結石擊碎崩解成砂粒狀排出體外，一般適用於腎臟及輸尿管上段結石病患，但結石要小於 0.5 公分才適用。

● **輸尿管鏡碎石術或膀胱鏡碎石術**：相對於體外震波，這種方法是借助內視鏡，在體內進行碎石治療，所以要上麻醉。依據結石所在位置，內視鏡有腎臟鏡、輸尿管鏡和尿道膀胱鏡。治療時，首先將內視

▲ 藉由腎臟內視鏡，以穿刺皮膚在腎臟打洞直接將石頭擊碎後取出。

鏡放到結石的位置，再啟動碎石波或是雷射，在體內將結石擊碎或磨碎。

● **經皮腎造廔取石手術**（PCNL）：對於太大的石頭，如在腎結石超過 2 公分，體外震波碎石效果不佳，或是結石位置是在輸尿管的上端，而非腎臟時，可以使用經皮腎臟穿刺取石術來治療。由超音波或 X 光或超音波定位後，從背部打個約一公分的小洞直接通到腎臟內部，形成一個經皮腎廔管，再將腎臟鏡經由此廔管送入腎臟內進行近距離碎石。

● **逆行性軟式輸尿管鏡腎內碎石手 術**（retrograde intrarenal surgery，RIRS）：近年來發展最新的軟式輸尿管腎臟纖維鏡，將直徑只有 0.2 ～ 0.3 公分的輸尿管鏡，從尿道伸入膀胱、輸尿管和腎臟。

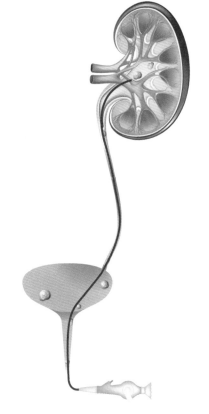

▲藉由軟式輸尿管腎臟纖維鏡，經過輸尿管鑽進腎臟內進行碎石治療。

軟式輸尿管腎臟纖維鏡的前端可以經手控彎曲，通過扭曲或難以探查的輸尿管，輕巧靈活的到達泌尿系統的角落，再配合先進的高能量雷射，可有效擊碎結石、使結石排出。由於完全沒有傷口，對身體的損傷極少，病人恢復迅速，可及早出院。

預防結石的 5 大關鍵

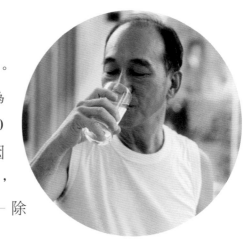

　　泌尿道結石很容易再次復發。
研究統計 1 至 2 年內復發的機會為
10 ～ 20％，5 年之內為 35％，10
內之內為 60％，甚至有部分病患因
為經常結石復發，而喪失腎臟功能，
所以，不能忽視平時的預防 ——— 除
了多喝水還是多喝水。

【泌尿科＆婦科＆外科】❸ 小石子要人命──泌尿道結石

　　1. 多喝水：讓身體有足夠的水分來幫助代謝。尤其，夏天排汗量
大，水分補充不足，尿液中的游離子濃度就會偏高，容易發生結石
的情況，所以水分的補充更是重要。夏天由於容易流汗，尿液的量
減少更是結石好發的季節，更應大量補充水分，但要少喝飲料。

　　2. 適度的運動：例如跳繩、呼拉圈、健走等，都是很好的運動。
運動可維持輸尿管蠕動，減少沉澱結晶的產生。

　　3. 有些藥物不適合容易結石體質的人：檸檬酸成分的藥物都會增
加結石的機會，所以有結石病史的患者，平時就醫的時應該主動告
訴醫師病史，避免服用容易造成結石的藥物。

　　4. 注意飲食宜忌：減少攝取草酸量高的食物，如：菠菜、茶、甜菜、
巧克力、堅果、歐芹和漿果，減少攝取鹽量及動物性蛋白質。

　　5. 定期門診追蹤：檢查避免結石復發，最主要的還是要注重平常
的飲食方式。其實有結石病史的患者，最好定期到門診追蹤檢查，
建議每 3 ～ 6 個月照一張腹部 X 光片，以期及早發現、及早治療。

4 「擋不住」的尷尬——尿失禁

編審／張嘉峰（泌尿部內視鏡泌尿科主任）

老人家因為年紀大了，身體的機能漸漸退化，會出現尿濕褲子的窘境，甚至有些老人家嚴重到需要像小 Baby 一樣包著尿布！尿失禁是老人常見的問題之一，根據文獻研究，生產過的婦女七成以上有尿失禁的經驗，事實上有尿失禁困擾的男性也不少。

尿失禁常常會讓老人家覺得很丟臉、難以啟齒。但是，如果大家用輕鬆、關愛的態度，就像包容家裡的小 BABY 一樣去包容、陪伴老人家一起面對，將會使長輩們比較願意去尋求專業的醫療或是幫助，讓他們找回以往的自在和風采！

漏尿，真尷尬！

一般來說，只要是有任何不自主的漏尿，就算是尿失禁。但是，在各種文獻上的報告，尿失禁的罹患率多有不同，原因是對尿失禁的定義不同所影響，其中以國際尿失禁協會的定義最為嚴格：「非自主性的漏尿，並造成社交上，或是衛生上的困擾。」**不管是咳嗽時的漏尿，或沒有預警的情況下流尿出來都屬尿失禁。**因此，尿失禁可說是正常維持尿自制的生理機轉功能不良所導致的結果。

尿失禁男女有別

尿失禁在不同的年齡、不同的性別都有可能會發生，**停經後的婦女較常發生應力性的尿失禁（就是咳嗽時一用力就會漏尿），而男性如果有尿失禁的問題，比較常見的原因是攝護腺肥大造成的尿路阻塞**，進而造成膀胱敏感以過動，才會有因膀胱引起的急迫性尿失禁。

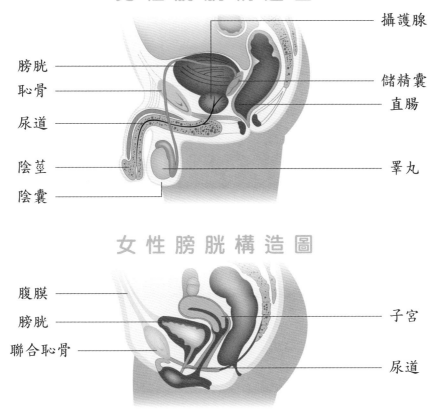

男 性 膀 胱 構 造 圖

攝護腺

膀胱
恥骨

儲精囊
直腸

尿道

陰莖
陰囊

睪丸

女 性 膀 胱 構 造 圖

腹膜
膀胱
聯合恥骨

子宮

尿道

　　如果以年齡大一點的病人來說，也有可能是中樞神經控制功能不導致膀胱過動所造成的尿失禁，像帕金森氏症、中風的患者、脊椎受傷等神經性受傷，都會導致尿失禁的問題。造成尿失禁的原因很多，不同的原因，也有不同的治療方式。

　　常見的尿失禁大致可分為以下三種：

　　1. 應力性尿失禁：應力性尿失禁最常見於**婦女**身上，尤其是過了更年期的女性。每當咳嗽、跳躍、提重物、大笑、下樓梯等腹壓增加時，就會有尿液流出來，可藉由棉墊試驗或尿道壓力檢測而檢查出來。

2. 急迫性尿失禁：尿急時來不及上廁所，尿液漏出來，是屬於急迫性尿失禁。一般容易發生在急性或慢性尿路感染、不穩定性膀胱。而**急迫性尿失禁又可分兩種：膀胱過動所造成的「運動性尿急性尿失禁」和膀胱容量減少的「感覺性尿失禁」。**

一般人雖然有尿意，但是都可以自我控制，不會隨意解出，可是急迫性尿失禁的人會突然有強烈的尿意，尿液沒有辦法忍住就流出來了。通常病人求診時，常抱怨會有頻尿、尿急，可藉由**尿動力學檢查**，進一步檢查膀胱是否有過於敏感或是有不正常的收縮，以及檢查膀胱容積壓力圖來查明。

3. 滿溢性尿失禁：這是膀胱過漲時造成的漏尿情況。膀胱就好像一塊吸滿水的海棉，已經滿到不能容納一滴水，再吸水就滴下來了。例如，習慣性憋尿也會容易造成滿溢性尿失禁，因為憋尿會讓膀胱失去彈性，無法收縮以利排尿。

常見的尿失禁的分類

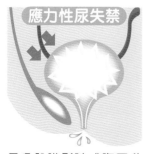

骨盆肌膜鬆弛或腹壓升
高壓迫膀胱而導致漏尿

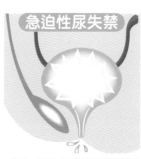

感染或神經性障礙等原
因過度刺激膀胱而漏尿

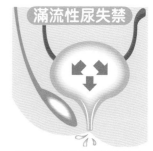

神經受損導致膀胱積存
過多尿意而溢出

另外，還有尿道受壓迫造成阻塞，所導致的滿溢性尿失禁，如果解一次尿就要很久的時間，尿尿沒有衝力、尿量少，常常解尿後

覺得沒有解乾淨，一個晚上要起來上好幾次廁所，這大概就是攝護腺肥大所導致的滿溢性尿失禁。有這些狀況，可藉由尿動力學的檢查來了解膀胱肌肉的反射。

尿失禁雖然有上述的分類，但往往病人的症狀是混合的。可能是急迫性尿失禁合併應力性尿失禁，所以要經過檢查，才能確立病因對症下藥。

如何治療尿失禁？

如果經醫師診斷為膀胱過動，也就是膀胱不乖、不聽話時，首先會考慮口服藥物抑制過動的膀胱。另外，像是停經後的女性，就會補充荷爾蒙來改善尿失禁的問題，如果在使用藥物後效果不彰，可以考慮**骨盆肌肉運動**，或者是針對頑固型膀胱過度症，在膀胱內**灌注紅辣椒素**，讓膀胱不那麼過動。

如果是過了更年期的女性所造成的尿失禁，則可以用**膀胱尿道頸懸吊術**，在尿道及膀胱頸週邊放置一個吊帶，以增加尿道阻力，以治療尿失禁。這是標準的尿失禁治療手術，對婦女膀胱頸過動所造成的尿失禁很有效，但是要找有經驗的專業醫師執刀，因為吊不夠高也還是一樣會漏尿，吊太高則會造成尿不出來的情況。

至於上了年紀的男性，多半是攝護腺阻塞所造成的尿失禁，醫師會在腎臟功能沒有受損的前提下，考慮先用藥物治療，如果藥物治療無效的時候，才考慮**攝護腺切除手術**，目前以尿道內視鏡的電刀切除術為主。

　　但是，對於身體有其他慢性病的高危險病人，則可以考慮**雷射治療**，這樣的手術對病人來說比較安全，其效果就不如傳統的電刀切除術。不過近幾年，雷射不斷的改進，效果也慢慢顯著，而且又安全；雷射很有機會成為未來治療的主流。

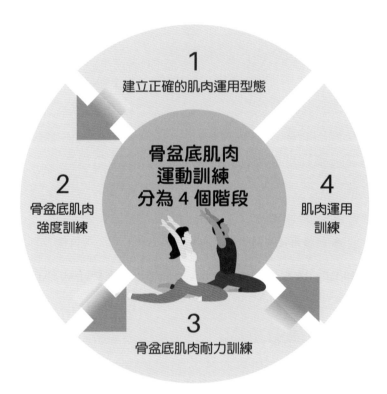

居家照護要貼心！

　　有些老人家因行動遲緩，原本沒有嚴重到尿失禁，但是當感覺到有尿意時，來不及走到廁所而尿濕了褲子，同樣會造成生活上的困擾，甚至影響老人家的尊嚴與自信。另外，一些屬於應力性尿失禁的患者，腹部用力時會控制不住而使尿液流出，為了避免患者變得不敢笑，久而久之讓人覺得難以接近，似乎整天板著臉，對於人際關係及生活品質產生不良的影響。

尿失禁患者在居家照護方面可從下面六項著手：

1.凱格爾運動：也就是大家常聽到的骨盆底收縮運動，在小便時突然「煞車」停住尿流，此時會感覺到**會陰處有一群肌肉和肛門口的收縮**，這種肌肉收縮運動就是凱格爾運動的基本動作。每天至少做三回合，每回合每個動作，包括不同姿勢：躺、坐、站，各做二十次以上，每次收縮五秒鐘然後慢慢的放鬆，等五秒鐘之後再重覆收縮。

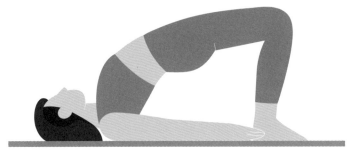

▲ 凱格爾運動藉由肌肉收縮，可改善尿失禁的困擾。

2.定時排尿：儘量不要憋尿。一有尿意，應馬上去排尿，最好在飯前、飯後及睡前，將尿液排盡。也可以做排尿習慣訓練，先在短時間內固定去排尿，再慢慢延長和練習，可以有效改善尿失禁的問題。

3.控制體重：肥胖的人比較會有攝護腺肥大、提早更年期的問題，其膀胱承受的壓力也比較大，會比較沒力，容易有尿失禁的問題。

4.姿勢調整：排尿時儘量排光膀胱的尿液，然後站起來再坐下，稍微向前傾，再排一次。另外，在打噴嚏、咳嗽、提重物或彈跳時，應事先緊縮括約肌以免尿液外漏。

5.換洗物品備用：外出時最好多準備幾套換洗衣褲，如果要長途旅行，也可以使用成人紙尿褲。

6.心理適應：有很多中老年人，因為尿失禁的問題，常會讓他們覺得丟臉。其實，年紀大了，身體各項機能漸漸退化是正常的現象，

只要遵照醫師的囑咐，配合運動和正常作息，就能夠改善。不要因為不好意思，就不去看醫師，不敢讓家人知道，這樣只會讓自己越來越不快樂！

尋求醫療協助

當自己或家人有尿失禁的情況發生時，應該及早治療，相信專業，其實放鬆心情，也能像平常人一樣享受生活。而且做好治療，就可以參加比較長途的旅行，或是長時間的休閒活動，讓自己的生活品質更好！

如果是長輩有尿失禁的情況，這時候家人的關心更是不可少，因為有很多老人家會害羞，覺得有尿失禁很丟臉，在日常生活中做晚輩的要多關心、多注意一些小細節，像是褲子、或是換床單的時候，發現有此問題時，就應該要帶他去就醫。

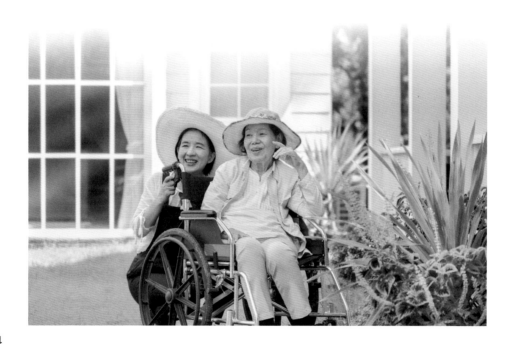

5 女性不能輕忽的敵人——子宮頸癌

「我有花一朵，種在我心中，含苞待放意幽幽……」，曾是香港演藝天后的梅艷芳，在 2003 年，四十歲的她因子宮頸癌併發肺衰竭病逝。而早在 2000 年，她的姊姊梅愛芳也是因子宮頸癌而去世，只有四十一歲。近年，曾為「蠟筆小新」、「櫻桃小丸子」等動畫配音的蔣篤慧，也是因罹患子宮頸癌併發多重器官衰竭於 2019 年離世。

子 宮 頸 癌 症 狀 及 4 大 危 險 族 群

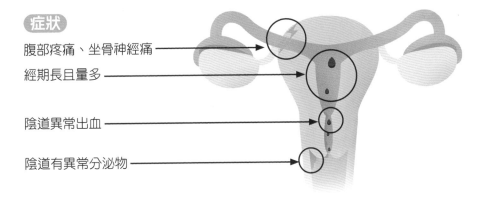

症狀

腹部疼痛、坐骨神經痛 ——

經期長且量多 ——

陰道異常出血 ——

陰道有異常分泌物 ——

高危險族群

有性經驗女性

早婚婦女

生育子女多的婦女

性伴侶多的女性

子宮頸癌一直是婦女朋友常見的癌症，但同時也是早期發現治癒率很高的癌症。1995 年起，衛生署（現為衛生福利部）提供三十歲以上女性子宮頸抹片免費篩檢服務。二十五年來，子宮頸癌每年

PART
1

【泌尿科＆婦科＆外科】 ⑤ 女性不能輕忽的敵人——子宮頸癌

發生人數從 1995 年的 2136 人，降至 2017 年 1418 人。在女性十大癌發生率中，子宮頸癌自每 10 萬婦女 27 人下降至 7.9 人，在女性十大癌症發生率排名第九名。

依據死亡統計資料顯示，子宮頸癌死亡人數也從 1995 年的 1010 人降到 2019 年的 674 人，女性十大癌症死亡原因亦從第四位降到第八位。顯見子宮頸抹片推廣多年的成效，只是每天仍有近 4 人新診斷罹患子宮頸癌、近 2 人死於子宮頸癌。建議婦女朋友在照顧家人、忙於工作時，能多花一點時間關心個人的身體健康。

子宮頸癌可預防

研究發現，**大部分的子宮頸癌是經由性行為時感染人類乳突病毒導致**。高達八成的人在感染之後會自動痊癒，只有少部分的人有持續性感染現象，若免疫系統無法清除感染，加上環境及體質等因素，時間一久就可能轉變成子宮頸癌。

常見的子宮頸癌危險因子

1. 曾罹患過性傳染疾病：如淋病、梅毒等，尤其是感染人類乳突病毒的人，容易造成子宮頸上皮正常細胞突變，產生癌病變。

2. 年紀太輕就開始性生活：因為年輕女孩上皮細胞尚未發育成熟，過早性行為會讓上皮細胞受損，容易被病毒入侵，進而發生病變，研究顯示，在初經來臨後一年內即開始有性行為者，罹患子宮頸癌的機率較晚十年者高出許多。

3. 多重性伴侶：有多重性伴侶者或經常更換性伴侶者，會比單一性伴侶的人，更容易罹患子宮頸癌。由於子宮頸癌會藉由病毒的交互傳染，故交往的對象若性關係複雜，也同樣會是危險因子。

4. 患有先天或後天免疫系統缺陷疾病者：免疫系統不全會導致病毒無法清除持續感染，罹癌機會相對較高。

5. 懷孕：次數越多，或是越早懷孕，危險性較高。

6. 避孕藥：連續使用避孕藥超過 5 年者危險性較高。

7. 抽菸：香菸中的成分會讓子宮頸細胞受損，導致子宮頸對抗外來病毒的免疫力降低，故吸菸者也是罹患子宮頸癌的危險因子。

8. 家族病史：家族中有人罹患過子宮頸癌者，機率也較高。

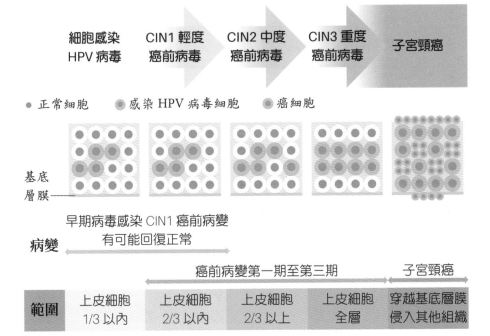

罹癌機率

國民健康署分析 2016 年子宮頸癌篩檢登記報告，指出 36 歲到 69 歲、未曾罹患子宮頸癌的五百二十四萬餘名婦女的抹片篩檢情

形，三年內至少檢查一次者約占 56％、三至六年內至少檢查一次者約有 13％、超過六年以上至少檢查一次者約有 12.2％，而從未做過抹片篩檢者約 18.8％，約九十八萬五千人。

若以三年內曾做抹片檢查者為比較基準，三至六年曾做抹片篩檢者的罹癌風險增約為 2 倍、六年以上曾做抹片檢查者的風險再增為 3 倍，而從未做過抹片檢查者，其罹癌風險則增為 3.4 倍。可見，**越久沒有做子宮頸抹片檢查，罹患子宮頸癌的風險越高**。

依據國民健康署分析 2016 年子宮頸抹片篩檢及癌症登記資料顯示，子宮頸抹片篩檢可發現 97.3％的子宮頸癌前病變及早期（0～1 期）子宮頸癌個案。若未篩檢者，其發現子宮頸癌早期的比例降為 50.5％，證實篩檢有助於發現早期子宮頸癌。而且**子宮頸癌早期的 5 年存活率高達 9 成以上，到第 4 期則驟降到僅 2 成**。

如何知道子宮頸癌症第幾期？

一般來說，癌症都是分成四期，子宮頸癌還有癌前病變。

● **癌前病變**：就是癌細胞還在上皮內，沒有侵入基底膜，子宮頸癌在癌前病變時，醫師會採用**子宮頸錐狀切除手術**，只切除癌細胞，仍保有病人的子宮及生育能力，術後，並須定期追蹤。

第一期癌	第二期癌	第三期癌	第四期癌
就是癌細胞已侵入基底膜，仍侷限在子宮頸內。	癌細胞已經穿過子宮頸，但尚未侵犯陰道下三分之一及骨盆腔。	癌細胞已侵入陰道下三分之一處及骨盆壁。	癌細胞已蔓延到膀胱或直腸的黏膜，甚至有遠處轉移。

如果是第一期到第 IIa 期的話就需要根除性子宮切除，也就是連子宮頸旁的組織都一併切除，並且合併淋巴結摘除術，看有沒有

轉移至淋巴結。如果有的話,還要加做放射線治療及化學治療。第IIb 期以上到第四期,就直接做放射線及化學治療。**癌前病變治癒率接近 100%,第一期有九成以上,第二期約七成,第三期是四成,第四期只剩二成以下的五年存活率。**

三道防線:預防子宮頸癌

1. 安全性行為:人類乳突病毒主要是透過性接觸傳染,正確使用保險套,可以預防部分人類乳突病毒傳染,進而可降低子宮頸癌的發生。

2. 接種人類乳突病毒疫苗:世界衛生組織(WHO)指出,接種疫苗可以保護女性避免人類乳突病毒感染,亦能有效預防長期感染人類乳突病毒造成的子宮頸癌。

3. 定期做子宮頸抹片檢查:子宮頸抹片檢查是經國際證實最佳的子宮頸癌篩檢工具,有助於早期發現子宮頸癌前病變,早期治療,讓子宮頸病變不會進展到癌症。

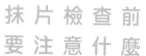

4. 定期接受人類乳突病毒檢查:目前有針對高危險致癌型人類乳突病毒進行檢查,如果有高危險型病毒感染,就需要定期抹片,不可輕忽。

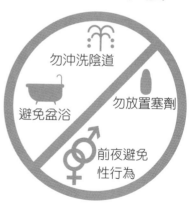

勿沖洗陰道
避免盆浴
勿放置塞劑
前夜避免性行為

為預防子宮頸癌發生,建議已無性生活或停經的婦女,也要定期做抹片篩檢;有性經驗的婦女每年或至少每三年接受一次子宮頸抹片篩檢;如發現有異常,例如陰道分泌物有異味,或有不規則的陰道出血、性行為後出血,或下腹疼痛等,均應就診,循醫師建議接受進一步檢查及確診。

6 我的乳房有硬塊——乳癌

編審／陳華宗（乳房醫學中心主任）

　　根據衛生署最新發布的國人十大死因統計，乳癌的死亡率已成為女性癌症死因的第一位，更是二十五歲到四十四歲青壯年婦女生命的頭號殺手。早期發現、早期治療，仍是預防乳癌的最佳方法，也可說是預防乳癌的不二法門。

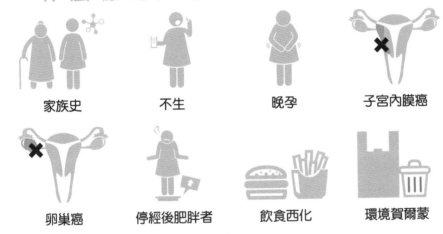

什麼樣的人需特別留意乳癌？

家族史　　不生　　晚孕　　子宮內膜癌

卵巢癌　　停經後肥胖者　　飲食西化　　環境賀爾蒙

摸到硬塊怎麼辦？

　　乳房硬塊分成三種：生理性硬塊、良性腫瘤、惡性腫瘤。

　　● **生理性硬塊**：有些女性在月經來之前，乳房會腫脹，甚至疼痛，有時還會摸到疑似硬塊，可是在經期結束後就不見了，這種就屬於生理的硬塊，一般來講是沒有關係的。

　　● **良性腫瘤**：良性的乳房腫瘤又分好幾種，而纖維腺瘤和纖維囊腫是其中比較常見的。纖維腺瘤切面呈螺旋狀，它跟旁邊的組織界

限比較清楚，在開刀時很容易就可以把它切除掉。而纖維囊腫看起來就像一個水袋，裡面裝著液態溶液，摸起來軟軟的，有時候是單獨一顆出現，有時候會有大大小小好幾顆，兩邊乳房都可能有。

● **惡性腫瘤**：所謂的惡性乳房腫瘤就是乳癌，早期的乳癌往往不容易和良性腫瘤區分，當乳房周圍的皮膚凹陷，皮膚粗糙得就像橘皮一樣，這時就該注意了。而當觸摸發現，長出腫瘤的部位和原來組織之間的界線越來越不清楚，甚至已經侵犯到乳頭，皮膚或肌肉的組織，這時就必須做更進一步的診療治療。

簡 單 瞭 解 乳 癌 及 好 發 位 置

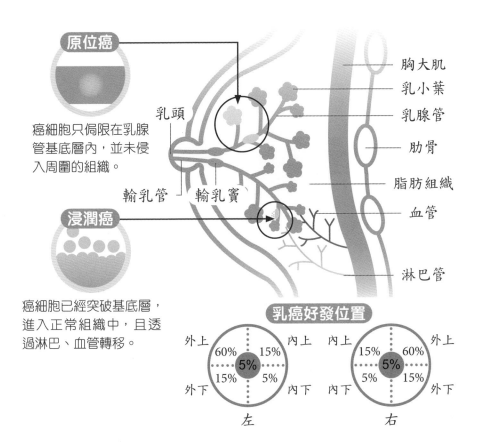

原位癌
癌細胞只侷限在乳腺管基底層內，並未侵入周圍的組織。

浸潤癌
癌細胞已經突破基底層，進入正常組織中，且透過淋巴、血管轉移。

乳頭
輸乳管　輸乳竇

胸大肌
乳小葉
乳腺管
肋骨
脂肪組織
血管
淋巴管

乳癌好發位置

左
外上 60% ／ 內上 15%
外下 15% ／ 內下 5%
5%

右
內上 15% ／ 外上 60%
內下 5% ／ 外下 15%
5%

為了排除乳房硬塊是否為惡性腫瘤的疑慮，只要一摸到有硬塊時，就應該馬上給乳房的專家看診。可是許多女性一定會有疑問，**乳房硬塊要看哪一科呢**？通常婦女會去看婦產科，雖然婦產科醫生也會幫忙安排做檢查，但事實上，**這方面的專家還是屬於乳房外科**。

硬塊是良性或惡性？

要辨別腫瘤屬良性或惡性，可以依據下列幾項指標：

● **生長速度**：在腫瘤長大的速度上，良性腫瘤不會突然長得很大，惡性腫瘤就不一樣了，可能在幾個月內快速的長大。

● **形狀**：良性腫瘤的界線與周圍的組織是很清楚的，形狀也是屬於比較規則的圓形或橢圓形，而**惡性腫瘤與旁邊的周圍組織界線就比較不清楚，形狀也比較不規則**，但如果很仔細、小心的觸摸時，腫瘤的界線還是可以感覺的出來。

● **軟硬度、彈性**：腫瘤在觸摸時，硬度是可以感覺的。良性腫瘤較為柔軟，比如纖維囊腫，因為囊腫就像水袋，水袋在皮下面感覺是比較柔軟有彈性的，而纖維腺瘤的硬度就稍微高一點。**但如果是惡性腫瘤的話，摸起來會堅硬無彈性，就像木板、石頭一樣**，當腫瘤硬度很高時就要高度懷疑。

乳癌的症狀除了上述在乳房或腋窩摸到腫塊或硬塊外，其他的症狀包括：

● **乳頭變化**：乳頭凹陷也可能是一個危險警訊，尤其是單側乳頭凹陷。如果是天生的乳頭凹陷，在青春期時就會發現乳頭凹陷，有時可發生在雙側。乳癌的乳頭凹陷是在乳房完整發育後才出現，且大多是單側。乳癌有時候會造成乳房組織結構變形，乳頭下的病灶腫塊，可能會使乳頭凹陷、並且不容易拉出，尤其如果在凹陷的乳

頭下方摸到硬塊更要小心。此外，若乳頭上有鱗屑（有時延伸到乳暈），或從乳頭排出分泌物，尤其是單側乳頭排出暗褐色或紅色分泌物，都要提高警覺與醫師討論。

● **皮膚變化**：良性腫瘤一般皮膚沒有太大的變化，但如果看到皮膚有變化，比如**乳房上皮膚的凹陷或皺摺、潰爛、發紅、皮膚變厚、產生橘皮紋理**，宜就醫檢查。

● **年齡**：年齡也是很好的參考指標，良性腫瘤較常發生在青春期女性，例如纖維腺瘤好發在二十幾歲到三十歲的女性，而纖維囊腫的年齡就稍微高一點，四十歲以後就進入惡性腫瘤的高危險群，尤其是**四十到六十歲年齡層的女性**，如果乳房摸到硬塊，一定要特別小心，及早就醫。

乳房自我檢查

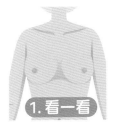

1. 看一看

雙手放鬆，觀察乳房是否對稱、有無異狀。

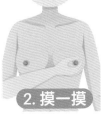

2. 摸一摸

抬起上臂，以乳頭為中心點用指腹順時鐘方向處壓乳房。

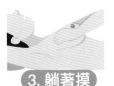

3. 躺著摸

平躺後，枕頭墊肩下，一手枕在頭下一手檢查乳房及腋下。

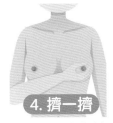

4. 擠一擠

用拇指及食指擠壓乳頭，檢查有無異常分泌物。

乳房異常狀態

乳頭異常變化或異常分泌物

皮膚紅腫熱痛

靜脈血管擴張

乳房腫塊或凹陷

早期發現、早期治療

每個月的乳房自我檢查很重要，這是一個很簡單又方便的檢查，可以**在每次月經過後三、四天到一個星期左右，乳房比較柔軟的時候，利用淋浴時自行做乳房觸摸檢查**，如果有硬塊可以很容易就發現。

在檢查時，**先從外觀看起，乳房皮膚是否完整**？如果以前沒有凹陷而現在有變化，這就要小心了。乳房的皮膚是否光滑，有沒有凹陷或粗糙像橘子皮的地方？如果有些皮膚看起來皺皺的，這也是不正常的現象。

接下來開始觸摸，四隻手指頭併攏，用指腹來壓，將乳房壓向胸壁，要稍微用一點力，當感覺下面有像花生米或橄欖的東西時，就要趕快去醫院檢查。觸摸的範圍，要包含腋下、鎖骨上方、胸骨及肋骨邊緣，整個大範圍都要做觸摸的檢查。

當自我檢查發現乳房有硬塊時，可以藉由**乳房超音波或乳房攝影**做進一步的診斷。當青春期後的女性朋友感覺有異狀時，因為這時還很年輕，乳房很緻密，比較不適合做乳房攝影，可以用乳房超音波來做檢查；乳房超音波沒有輻射線，重複做時，對身體也沒有什麼影響。乳房超音波對分辨囊腫或實質瘤，有很好的成效。

早期的乳癌很小不一定能觸摸得到，且原位癌常常以不規則的微小鈣化點來表現，乳房攝影是另一個很好的檢查工具。國民健康保險局建議，女性四十五歲以上到六十九歲，每兩年檢查一次，二等親內曾罹患乳癌的女性，可提早到四十歲就開始接受乳房攝影檢查。其目的是希望可以早期發現腫瘤，乳癌越早發現，治療率越高，及早接受治療，才不會錯過治療的黃金時機。

治療乳癌有這些方法

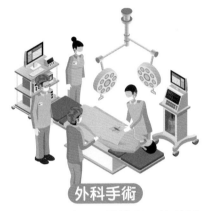

外科手術

將癌細胞切除，切除範圍取決於腫瘤的大小、性質和擴散程度。

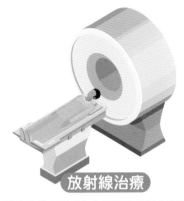

放射線治療

利用高能量射線來局部性消滅癌細胞。

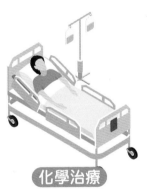

化學治療

利用抗癌藥物來破壞癌細胞，但亦會殺死正常細胞。

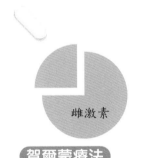

雌激素

賀爾蒙療法

透過抑制雌激素作用，從而減緩或停止乳癌細胞生長。

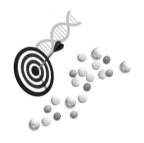

標靶治療

對特定癌細胞具有針對性、能識別、鎖定並攻擊癌細胞。

Part 2

讓食物與運動
成為最佳良藥

營養師 & 中醫師 & 物理治療師
跟您一起顧健康

［請教營養師］

1 營養師指導日常飲食這樣吃最養生

編審／營養科團隊

　　蛋白質是人體不可或缺的營養素之一，可以建構身體的組織、合成酵素、參與免疫反應、調節生理機能及產生能量（4 大卡／12 公克）等。體位正常的健康成人，每日所需的蛋白質約為每公斤體重 1 公克的蛋白質；65 歲以上高齡者則建議增加至每公斤體重 1.1 ～ 1.2 公克的蛋白質來預防肌少症及衰弱症。然而**每日攝取的蛋白質也需考量生活飲食習慣、運動量及生理疾病等等，對於有特殊疾病者，如：有腎臟及肝臟疾病者，蛋白質的攝取量則需要請專業營養師進行評估。**

　　根據 2018 年新版《每日飲食指南》，平日飲食中主要可以分為六大類食物及水分。六大類食物包括：全穀雜糧類、豆魚蛋肉類、水果類、蔬菜類、乳品類和油脂與堅果類，其中，蛋白質主要來源為豆魚蛋肉類（**成人每日建議 3 ～ 8 份**），其次為全穀雜糧類及乳品類，而堅果類及蔬菜類也有微量的蛋白質。

　　蛋奶素者可由雞蛋、黃豆製品及小麥製品、全

穀雜糧類、乳品及其營養補充品中獲得蛋白質；純素者則可由新鮮的豆漿、豆腐、豆乾及豆皮等獲取優質的蛋白質。

以下讓我們逐一來看看這些分類的介紹與營養成分：

蛋類：孕育生命的精華，富含人體 8 種必需胺基酸

雞蛋與鴨蛋是日常飲食中較常食用的蛋類，一顆雞蛋約等於一顆，含有 7 公克的蛋白質。胺基酸是構成蛋白質的小分子，可以分為必需胺基酸（人體無法自行合成，需仰賴食物作為來源）及非必需胺基酸（人體可自行合成），而雞蛋含有人體 8 種必需脂肪酸（異白胺酸、白胺酸、離胺酸、甲硫胺酸、苯丙胺酸、蘇胺酸、色胺酸、纈胺酸），屬於高生物價的蛋白質，提供的蛋白質大部分可以被人體吸收、利用，滿足人體所需。

買蛋必學 5 個技巧

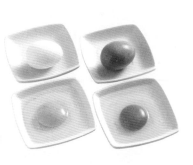

1. 「看」——蛋殼完整無破損，外殼表面粗糙、無髒汙及裂痕，才是好的雞蛋。
2. 「量」——選購前請先手用手掂掂重量，新鮮的雞蛋用手掂起來較重、蛋殼比較厚。
3. 「照」——將雞蛋對著光線檢查雞蛋的氣室，氣室越小代表品質越新鮮。
4. 「晃」——將雞蛋放在耳邊輕輕搖晃，如果沒用動靜代表是新鮮的；若感到有晃動就是壞蛋。
5. 「開」——新鮮的雞蛋敲開，蛋黃會呈現完整、挺實飽滿，並連著白稠狀的「卵繫帶」，代表雞蛋鮮度佳。

※ 大顆蛋好，還是小顆蛋好呢？比較建議選擇中、小型的雞蛋比較安全。因為年輕的雞生下的蛋會較小顆，之後越長大生下的雞蛋就越大顆，所以雞蛋的大小並非是決定品質好壞的關鍵，而明顯過大的雞蛋不建議選購，除了會有蛋殼較薄考量之外，有可能是母雞健康狀態不佳。只要多一份用心，選購安全食物為家人的健康把關。

此外，雞蛋中的蛋黃雖富含膽固醇，但人體的膽固醇來源包含自身合成及飲食攝取兩部份，膽固醇吃得多，體內合成就會減少，且自身合成的膽固醇比例比飲食中的膽固醇比例更高，**若沒有高膽固醇疾病者，可以不必太擔心吃蛋會造成膽固醇過高。**膽固醇為人體必需的物質，負責組成細胞、合成賀爾蒙，蛋中也富含卵磷脂，可以協助膽固醇的代謝、修復細胞膜。需留意**鹹蛋是屬於高鹽的食物，若有高血壓及心臟相關疾病需注意攝取量。**

大豆製品及小麥製品：素食者好消化的植物性蛋白質

大豆含有豐富的植物性優質蛋白質，具有好消化、吸收的特性，一份約含 7 公克蛋白質，包括：黃豆、毛豆、黑豆等，是素食者補充蛋白質的好來源。毛豆是較早採收的黃豆，而黑豆和黃豆皆屬大豆，只是顏色、品種不同，黑豆相比黃豆，有較高的花青素，所以皮呈現黑色。黑豆又可分為青仁黑豆與黃仁黑豆。青仁黑豆的蛋白質、鉀、磷、維生素 A、葉酸量比黃仁黑豆高，而黃仁黑豆則是有較高比例的碳水化合物。

黃豆的一級加工品，包括常見的嫩豆腐、傳統豆腐、冷凍豆腐、油豆腐、豆乾、豆皮、豆漿、干絲等。**大豆的胺基酸組成中缺乏甲硫胺酸，建議可以與穀類搭配，**因為穀類富含甲硫胺酸，卻缺乏離胺酸，可和大豆互補，建議素食者在日常飲食中可以考慮煮大豆飯，這是一個可以互補胺基酸，達到均衡飲食的食譜。

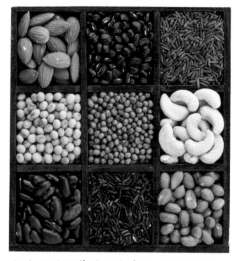

▲ 大豆的胺基酸組成中缺乏甲硫胺酸，建議可以與穀類搭配，達到均衡飲食。

除了含有蛋白質外，黃豆中所含的植物固醇能抑制膽固醇吸收，對於有膽固醇相關疾病者有幫助，且大豆中的大豆異黃酮為生物類黃酮的一種，具有抗氧化功用，可改善更年不適。

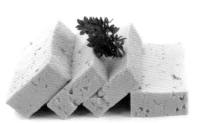

國人的鈣質攝取普遍不足，**板豆腐（傳統豆腐）在加工過程中會添加硫酸鈣，也是補充鈣質的好來源，建議素食者可以由此補充蛋白質及鈣質。**不過，要注意的是，生大豆具有胰蛋白酶阻礙物（Trypsin inhibitor）、促甲狀腺腫因子（Goitrogenic factor）、紅血球凝集素（Hemagglutnin）、脂氧化酶（Lipoxidase）等，因此**提醒不要生食大豆，要加熱、煮熟，避免細菌汙染及身體不適。**

高蛋白質黃豆製品	每100公克粗蛋白質（公克）	一份份量描述
青仁黑豆	37.0	25公克（2湯匙）
豆腐皮	25.3	15公克（1片）
黃仁黑豆	20.6	25公克（2湯匙）
五香豆乾	19.3	35公克（1片）
小方豆乾	17.4	40公克（1片）
毛豆仁	14.6	50公克（50顆、1/3碗）
百頁豆腐	13.4	70公克（1.5片）
小三角油豆腐	12.7	55公克（3塊）
傳統豆腐	8.5	80公克（5x4.3x4 cm）
嫩豆腐	4.9	140公克（1/2盒）

除了大豆製品外，素食中常見的麵製品屬小麥製品，包括：麵腸、烤麩、麵丸等，也是補充蛋白質的來源，但相較於黃豆製品，蛋白質品質較差，所以會建議以黃豆製品為主，麵製品為輔。

素食者的大豆及小麥製品日趨多元，素料的產生，增添了許多口味變化及飲食豐富度，如：素火腿、素香鬆、素獅子頭等，需注意的是，大部分素食加工製品相較於一級加工的黃豆製品（豆腐、豆乾、豆漿等）蛋白質流失較多，且有較多的食品添加物，有些甚至有較高的油脂比例，因此，**素食者建議還是選擇以一級加工的黃豆製品比高加工的素肉好。**

全穀雜糧類：可以和大豆蛋白質互補不足的胺基酸

全穀雜糧類主要含有人體所需的碳水化合物（醣類），而碳水化合物又是身體獲得能量最簡便、直接的來源，提供我們身體很多熱量，其中包含我們常吃的飯、麵、米粉以及根莖類，如：馬鈴薯、芋頭、地瓜、蓮藕、山藥、

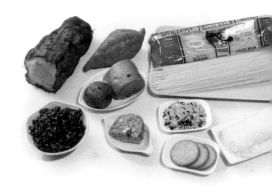

荸薺等；還有一些高蛋白乾豆類，如：紅豆、綠豆、鷹嘴豆。雜糧類則包括常見的玉米、薏仁、蓮子、南瓜、豌豆仁、菱角等。

全穀雜糧類雖可提供些許蛋白質，一份約 70 大卡，可提供醣類 15 公克、蛋白質 2 公克，但是是屬於不完全的植物性蛋白質，人體吸收率較低，無法藉由攝取全穀類獲得所有必需胺基酸。**挑選全穀雜糧類時，建議可選擇少加工的食物，以天然的為佳，因為隨著食品的加工，許多營養也會跟著流失。**

此外，對於蛋白質攝取不足的素食者而言，可以選擇蛋白質較高的全穀雜糧類，如：鷹嘴豆。鷹嘴豆又稱雞豆、埃及豆，形狀像老鷹等鳥類的嘴巴，除了有較高的蛋白質比例外，其也富含纖維質、鈣質，建議可加入素食飲食清單中。烹煮前可先泡水，再打成泥（如製作鷹嘴豆泥）或加入五穀飯中皆相當開胃。其它高蛋白質全穀雜糧類，如：薏仁、紅藜、糙米粉、燕麥、黑秈糯米，也可以多作為日常飲食的選項。

高蛋白質全穀雜糧類	每100公克生重粗蛋白質（公克）	一份份量描述
鷹嘴豆	19.4	25公克（2湯匙）
薏仁	14.1	20公克（1又1/2湯匙）
燕麥	10.9	20公克（3湯匙）
黑秈糯米	10.1	20公克（1/8米杯）

乳品類：富含好消化吸收的乳清蛋白

　　乳品類中富含油脂、碳水化合物及蛋白質，其中蛋白質包括：乳清蛋白（Whey）及酪蛋白（Casein），牛奶中的鈣質量高且吸收率好，**素食者普遍鈣質攝取不足，因此建議可以每日補充 2 份的乳品類。**1 份的乳品約含 8 公克蛋白質，約為鮮奶 240 毫升、無糖優格 210 公克（約 3/4 杯）、乳酪絲 35 公克、起司片 45 公克（約 2 片）。均衡補充乳品即可補充鈣質及優質蛋白質。

堅果種子類：攝取好油之餘，可補充微量蛋白質

　　未加工成液態植物油的堅果類，除了富含健康油脂外，也含有微量的蛋白質（每 7 ～ 15 公克堅果約有超過 1 公克的蛋白質）。建議素食者每日可補充 1 份的堅果種子類，

搭配泡牛奶喝、入菜或是單吃等，也可選用含有較高比例蛋白質的堅果，包括：南瓜子（1 湯匙 / 天）、腰果（5 粒 / 天）、開心果（15 粒 / 天）。

不過，堅果與種子類熱量不低，攝取量還是要適可而止喔！

蔬菜類：選擇高蛋白蔬菜，補充微量蛋白質

蔬菜類主要提供日常飲食中的纖維質，不過也可提供微量的蛋白質，素食飲食中可選擇攝取含有較多蛋白質的蔬菜類，如：菇類（秀珍菇、鴻喜菇、杏鮑菇、蘑菇等）、綠蘆筍、綠竹筍、青花菜筍、花椰菜、蘿蔔葉、小麥苗、地瓜葉、紫蘇、紅莧菜等。除此之外，藻類（如：裙帶菜、紫菜、海帶）中富含維生素 B12，可多補充。平日飲食中多攝取蔬菜，可以促進排便、維持腸胃道健康。建議每日三份以上的蔬菜類，其中至少一份深色蔬菜、一份菇類及一份藻類，一份的量約是煮熟的菜半碗。

營養補充品：藉由科學方法補足不夠的營養

除了天然食物外，市面上也有許多營養補充品富含蛋白質，主要可以分為植物性與牛奶來源的蛋白質補充品，**植物性的蛋白質補充品包括：大豆蛋白製品及豌豆蛋白製品。**有些營養品會標榜成分為乳清蛋白或富含支鏈胺基酸（BCAA），乳清蛋白是牛乳中較好消化吸收的蛋白質，而支鏈胺基酸則是由白胺酸、異白胺酸、纈胺酸組成，其為人體瘦體組織中主要構成的胺基酸，補充支鏈胺基酸有促進肌肉組織生長、癒合的作用。

如果有乳糖不耐症者，建議可以由營養品補充，因市售的配方奶大多不含乳糖，比較不會因乳糖不耐引起的腸胃不適。

2 營養師指導常見慢性病這樣吃最健康

民以食為天，飲食和生活息息相關，也與我們的健康密不可分。隨著年齡增長，罹患慢性病的比率也隨之增加，越來越多研究統計發現「食療」的重要性，攝取足夠且正確的營養不但能達到預防保健的效果，也能改善疾病的惡化及避免併發症的發生。

以下僅舉例常見的慢性疾病如三高（高血糖、高血壓、高血脂）、慢性腎臟病及甲狀腺機能亢進等不同狀況下的飲食原則與營養建議。

根據素食者的國民飲食指南建議的六大類食物，包括全穀雜糧類、蔬菜類、水果類、豆蛋類、乳品類、油脂與堅果種子類，此六大類食物均衡攝取可以涵蓋每日所需要的營養素。同時配合當季時令、選購新鮮、少加工、多樣選食及各疾病的營養建議，以達到不同的營養目標。

糖尿病飲食：控制碳水化合物的量與質

飲食中的碳水化合物經消化吸收後會產生血糖，想要穩定血糖的第一步要先控制攝取的「量」。六大類食物中含碳水化合物的食物有全穀雜糧類、水果類及乳品類，應做好每日總量的控制再平均分配於三餐及點心。

另外食物中添加的精緻糖也是不利血糖的因素，像是含糖飲料、糖果、餅乾、糕點類、烹調用糖及加工食品等應避免攝取，嗜好甜癮的人或許可使用合格的代糖取代。

控制好量後，再選擇合適的「質」，GI 值可以用來選擇好的碳水化合物來源。GI 值的全名為 Glycemic Index，稱為「升糖指數」，是比較相同重量的食物造成血糖上升的幅度變化的數值，**GI 值越低**

的食物對於血糖上升的幅度越小，越有助於控制血糖。一般來說，低 GI 食物通常有少精緻、少加工、少加熱烹調、多纖維等特性。

　　舉飯食為例，以同樣生米重量煮熟的飯食比較下，糙米飯的 GI 值為 56，低於白米飯的 GI 值 87，因為糙米飯的精緻程度較低、纖維含量較高，吃等量的糙米飯相較於白米飯，有助於對血糖的控制；而麵食類的 GI 值又明顯高於米飯類。

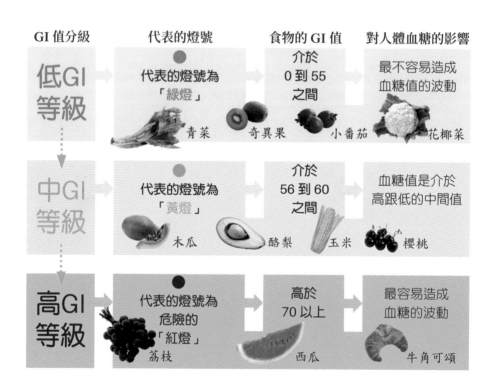

GI 值分級	代表的燈號	食物的 GI 值	對人體血糖的影響
低GI等級	代表的燈號為「綠燈」 青菜　奇異果　小番茄　花椰菜	介於 0 到 55 之間	最不容易造成血糖值的波動
中GI等級	代表的燈號為「黃燈」 木瓜　酪梨　玉米　櫻桃	介於 56 到 60 之間	血糖值是介於高跟低的中間值
高GI等級	代表的燈號為危險的「紅燈」 荔枝	高於 70 以上	最容易造成血糖的波動

西瓜　牛角可頌

　　一般蔬菜類都屬於低 GI 值食物；而水果中 GI 值較低的像聖女番茄、芭樂、奇異果及蘋果，相對於高 GI 值的西瓜、榴槤及荔枝更適合做為日常水果的補充。

高血壓飲食：世界風靡的得舒飲食

　　在 2018 年 1 月美國新聞與世界報導中，得舒飲食被評選為「最佳

健康飲食」與「最佳心臟健康飲食」。得舒飲食（Dietary Approaches to Stop Hypertension, DASH）主要是強調提升多項的營養素，而達到降低血壓的目的。這項飲食也適合一般民眾做為日常保健，但有腎功能不佳者（**包括血液透析及高血鉀者**）以及血糖控制不佳者較不適用。**其飲食原則包括高鉀、高鈣、高鎂、高膳食纖維、低飽和脂肪、避免反式脂肪及低鈉。**

同時針對素食者調整的營養建議如下：

1

多攝取蔬菜類、水果類及全穀雜糧類，過度精緻的穀物反而會流失大量的纖維與維生素及礦物質。

2

每天兩份低脂或脫脂乳製品（一份相當於 240 毫升的鮮奶或兩片乾酪片）。

3

蛋白質來源多選擇植物性、低脂肪、避免油炸及過度加工，例如新鮮的黃豆製品及雞蛋等。

4

烹調用油多以不飽和脂肪酸比例高的植物油為主，如橄欖油、芥花油、葵花油及大豆油。另外每天可以補充一湯匙的堅果。

5

限制含糖飲料及精緻糖攝取頻率，例如手搖飲料、各式甜食、中西式點心、糖果、巧克力等。

少食

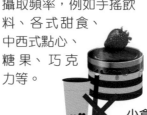

6

減少鈉攝取、避免加工醃漬罐頭食品、避免過量使用高鹽分的調味料。

少食

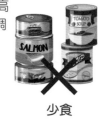

除了上述建議外，**足夠的水分也是維持血壓的關鍵，成人每日建議攝取體重 30 倍重的水分，例如 60 公斤成年人每日建議攝取 1800 毫升的開水。飲食調整外，日常中搭配適當的減重也可以幫助血壓的控制。**

高血脂飲食：吃對油、用好油，擺脫血油

當血液中的膽固醇或三酸甘油脂量長期偏高時，可能導致動脈粥狀硬化及腦中風。平常飲食中除了增加蔬菜、水果及全穀雜糧類的攝取，並減少精緻糖及菸酒的攝取外，還要學習挑選好的油脂攝取及減少攝取不好的油脂，例如：

烹調用油多用植物油代替動物油脂，減少過多飽和脂肪的攝取。

烹調方式多以清蒸、水煮、涼拌、烤、燒、燉、滷為主，減少油炸、油煎、油酥的頻率與次數。

減少高油脂食物的攝取，優質蛋白質來源可多以原態的黃豆製品及蛋類取代葷食的肉類及魚類，尤其應避免動物內臟、動物皮、動物卵等部位。

可以脫脂或低脂奶替代全脂奶類。

市售加工食品往往含有較多的油鹽糖，不利於血脂的控制，平常應養成吃原態食物的習慣、避免飲食過量，同時維持良好的體重及增加運動量，才能達到長期的血管健康。

慢性腎臟病飲食：限制蛋白質的同時也需有充足的熱量

蛋白質在體內主要由腎臟代謝，過量的蛋白質不但無法利用，甚至會造成腎臟的負擔，因此腎病者在不同階段時會有不同程度的蛋白質限制。六大類食物中提供蛋白質的食物有豆蛋類、乳品類及全穀雜糧類，其中豆蛋類及乳品類屬於高生物價蛋白質，建議占每日的蛋白質攝取量一半以上，舉例來說，素食者應多以新鮮的豆漿、豆腐、豆乾、豆皮、雞蛋等作為每日蛋白質來源，加工製品如麵筋、

麵腸、烤麩等利用率較低者則應避免食用；乳品類在血磷正常情況下可適量攝取，若能以腎臟專用配方替代更好；全穀雜糧類中，又以米飯類比麵食的蛋白質含量低，較適合作為主食。

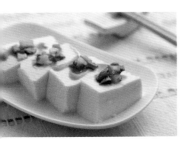

限制蛋白質的同時，也須注意熱量是否充足。**低蛋白質含量的低氮澱粉可以當作點心補充，提供醣類的熱量，常見如粉圓、冬粉、蓮藕粉、太白粉及西谷米，必要時也可尋求專業諮詢挑選合適的市售低蛋白配方。**

隨著腎臟功能的下降，許多腎病者會面臨到血液中礦物質代謝異常，常見如高血鉀、高血鈉及高血磷等，這裡舉例幾個方法從飲食改善這類情況，而在沒有生化異常的情況下則不需要特別限制。

1. 高血鉀原則：避免葷食的肉湯、咖啡、茶、運動飲料、香蕉、龍眼、香瓜及木瓜等、堅果類及果乾等。蔬菜可先汆燙再拌植物油，或以油水炒的方式煮熟後再捨棄湯汁。

2. 高血鈉原則：避免醃製、加工及罐頭製品。烹調時多以天然食物如白醋、薑、五香、八角、檸檬等取代高鹽調味料如食鹽、醬油、豆瓣醬等。市售標榜低鈉的鹽或薄鹽醬油經常添加鉀鹽，不建議使用。

3. 高血磷原則：有使用磷結合劑者，須注意用餐時應與食物一起服用。除此以外，應避免食用葷食的湯汁，與結合劑作用的乳製品及無機磷類，例如碳酸飲料及含磷的加工食品，牛奶中的磷會與酪蛋白結合因此無法與結合劑作用。而全穀雜糧類及乾豆類中的磷因利用率低並不需要過度限制。

另外若是執行血液透析或腹膜透析的患者，其營養目標需要提高熱量與蛋白質的比例，在水分與礦物質的攝取上也有不同的限制，與慢性腎臟病者的營養建議不同。

甲狀腺亢進飲食：用飲食與藥物避免風暴

甲狀腺亢進時會造成體內的新陳代謝加快，明顯的生理症狀如體重減輕、心跳加快、食慾增加及消化不良等，若沒有做好追蹤與治療，有可能惡化成甲狀腺風暴，嚴重者甚至會有生命的危險。尋求專業治療的同時，也應從飲食中做適當的調整：

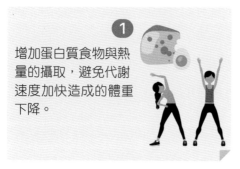

1 增加蛋白質食物與熱量的攝取，避免代謝速度加快造成的體重下降。

2 部分治療須限制含碘食物，包括海帶、昆布、海水魚、蝦蟹等。市售食鹽多為加碘強化的食鹽，應注意挑選不添加碘的食鹽；外食者建議把食物用開水或清湯沖洗過多的鹽分，除此也應避免加工食品。

3 避免容易加重心悸的刺激性食物，例如含咖啡因的濃茶、咖啡、可可、可樂等。生活中也要避免抽菸及喝酒。

4 增加鈣質攝取降低骨質密度的風險，例如可以適度攝取天然的牛奶、乳酪、優格、黃豆製品、黑芝麻、黑豆等。

除了上述的飲食控制外，要注意不要過度疲勞並保持身心愉悅以做好壓力調適，達到平常自我照顧的目標。面對慢性病，改變就從生活做起！飲食是生活的一部分，也是我們對健康的態度，有正確的飲食觀念後並落實在個人的生活中，可以使我們與健康有更長遠的共處。**每個人的生理狀況仍有所差異，營養建議與目標仍應諮詢專業人士，抱持不聽信網路謠言與正向積極的態度，絕對是面對慢性病的最佳利器。**

3 營養師指導癌症病人這樣吃最療癒

根據世界衛生組織（World Health Organization，WHO）統計，2018 年約有 960 萬人死於癌症，為全球第二大死亡原因，此外，107 年衛生福利部公告的國人十大死因中，惡性腫瘤也位居第一，並且已經蟬聯國人首要死因長達 37 年。

癌症對於個案的衝擊除了生理機能改變，像是活動力減少、食慾下降等等，更多的是心理上的壓力。然而，在醫療進步的今天，越來越多的專家表示，未來癌症將如同高血壓、高血糖及高血脂一樣，可以視為是一種新的慢性疾病，把握及早發現、及時治療，並定期追蹤，是可以與癌症和平共處的。

均衡飲食，維持體重

首先，均衡飲食很重要，因為沒有單一的食物含有所有人體所需的營養素。另外，足夠的熱量攝取除了可以維持日常所需要的體力之外，還能抵抗癌症治療引起的副作用而導致的體重減輕。

除此之外，**均衡且充足的飲食也有助於修復癌症治療時對正常細胞**（像是毛囊細胞、黏膜細胞等）**所帶來的傷害，並且可以降低癌症治療後感染的風險。**

均衡飲食是指每天飲食中可以攝取到六大類，所謂的六大類包含：全穀雜糧類、豆魚蛋肉類、乳品類、蔬菜類、水果類、油脂與堅果種子類。

均 衡 飲 食 六 大 類

A. 全穀雜糧類

這一類食物提供人體主要的熱量來源，除此之外，未精緻過的全穀類還富含維生素 B 群、維生素 E 及膳食纖維等，建議癌症病人可以**挑選各種不同的全穀根莖類食物作為主食**，除了增加飲食的豐富度藉此提升病友的飲食意願之外，也能補足身體的基本能量需求。

B. 豆魚蛋肉類

豆類製品指的就是黃豆或黃豆製品，包含豆腐、豆乾、豆皮、豆漿等，能夠提供人體豐富的蛋白質來源。蛋類富含蛋白質且含有人體所有必需胺基酸，也提供豐富的維生素 A、維生素 B1、維生素 B2 以及鐵等礦物質。**透過這些必需胺基酸，可以幫助癌友不論是在做完手術或是放化療後，加速體力恢復以及正常組織的修復。**

C. 乳品類

牛奶、奶粉、優酪乳、優格、起司等均為乳品類，這類食物也是良好的蛋白質來源，**除了可以補充身體流失的肌肉質量外**，也可以維持病友在治療後的活動力及活動意願。

D. 蔬菜類

蔬菜類所含有的維生素、礦物質、植化素及膳食纖維很豐富，許多研究證實多種植化素，像是花青素、胡蘿蔔素、茄紅素等，對人體的健康具有許多益處，包含抗發炎、抗氧化、增強免疫力等。在癌症治療方面，蔬菜所含的纖維能協助改善化療後有排便功能或腸胃道蠕動障礙的病患改善腸胃道功能。

E. 水果類

水果類，主要提供醣類作為人體熱量來源，另外，還富含維生素、膳食纖維及各種植化素。除此之外，**部分水果的味道，如鳳梨汁或柳丁汁，可以增加疾病患者進食意願，促進食慾。**

F. 油脂與堅果種子類

此類食物提供油脂作為人體熱量外，還含有豐富的必需脂肪酸及維生素 E，維生素 E 是良好的抗氧化劑，有助於抑制癌細胞形成。植物性食用油，如：亞麻仁油、油菜籽油，則是富含 ω-3，有助於降低癌症的發展，但建議以涼拌或冷油冷鍋方式烹調，不宜高溫油炸。橄欖油、苦茶油、芥花油、花生油等，相較於動物性油脂含有較少的飽和脂肪酸，都是不錯的油脂選擇來源。堅果種子類包含開心果、花生、南瓜子、黑芝麻等，也是良好的植物性油脂來源外，還富含植物性固醇及多酚類等，可以減緩癌細胞生長。除了選擇好油，更重要的是不要攝取過量的油脂，例如：減少食用油炸類食物、降低蛋糕和中西式糕餅的食用頻率等。

豆蛋奶類，優先補充

癌症的治療方法包括手術、化學治療、放射線治療及生物免疫療法等，在治療過程中往往會造成許多副作用，常見包含噁心、嘔吐、黏膜發炎及味覺改變等，因而導致食慾下降、心情沮喪、容易疲倦及虛弱，最後造成體重減輕。體重減輕背後隱含的健康風險，包含免疫力下降、肌肉的流失、傷口不易癒合、貧血以及提高疾病的死亡率！

所以，**當癌症治療過程中，胃口較差時，可以優先選擇食用富含蛋白質的食物來減緩身體內蛋白質的分解速度**。主要的植物性蛋白質來源就是豆類製品，像是豆包、豆乾等，**嫩豆腐、豆漿、豆花、濕豆皮這一類質地較為滑嫩細緻的豆製品也是非常好的選擇**，除此之外，牛奶、奶酪等奶類製品以及蛋類料理，如滑蛋、茶碗蒸等也都是很好的蛋白質來源食物。

另外，**市售的特殊營養品，針對個人不同情況，也可以替代成一日三餐攝取**。由於市售營養品營養密度較高，也是補充熱量以及蛋白質很好的選擇，舉例來說，普遍常見的均衡配方的營養品：

1 罐 250 毫升的配方奶約有 250 大卡的熱量，和 1 杯 240 毫升低脂的鮮奶（120 大卡）相比，熱量多出一倍左右，甚至在食慾低時，可以選擇濃縮配方，1 罐 250 毫升左右，會有將近 450~500 大卡的熱量！

除此之外，也可以將 1 包應該要泡 250 毫升的配方奶，加入約 170 ～ 200 毫升的水量進行沖泡，這樣也可以增加市售特殊營養品的營養密度！

除此之外，少量多餐或是在餐與餐之間選擇高熱量、高蛋白質且方便食用的點心，例如奶昔、冰淇淋、乳酪蛋糕、營養配方奶等，都很適合。甚至也可以在現有的食物上做一些小變化進而增加食物的熱量密度，例如：豆漿變成巧克力豆奶（豆漿加入巧克力、糖及柳橙汁攪打而成）、玉米蛋花湯換成玉米濃湯（多加入奶油、麵粉炒香製備而成）、白吐司改成香蕉花生醬吐司，都是很好的方式。在用餐前飲用少許口味酸酸甜甜的飲品，例如：洛神茶、烏梅汁、金桔檸檬汁、市售的果汁等，也有助於促進食慾，增加攝食量。

改善不適症狀，提升生活品質

癌症病患治療中或治療後往往容易產生許多不適症狀發生，常見有咀嚼功能下降；進行頭頸部電療則會使得咽部、喉部的肌肉僵硬，黏膜分泌功能降低，導致出現吞嚥困難，甚至發生嗆咳，嚴重的甚至會導致肺炎；另外，苦的敏感度增加、口腔黏膜潰爛的情形，這會增加病友進食時的疼痛感，降低進食意願；化療藥物的使用，以及臥床時間的增加，都會導致腸胃道蠕動速度減慢，進一步導致腹脹狀況產生。

抗癌之路就像打仗，看似飲食上有許多注意事項，但其實最主要的目標還是希望能提高病友的進食意願。因此，飲食上其實沒有太多的限制。最怕的是聽信各類謠言，像是不吃醣就可以餓死癌細胞、或是大量食用某些特定的抗癌食物等，這一類過度極端不均衡的飲食方式，往往達不到殺死癌細胞的目的，甚至會導致癌症病友因營養不均衡而造成免疫力低下、肌肉流失甚至虛弱等，進一步加重病情。

所以除了接受正規的癌症治療之外，保持正向的心情，配合均衡的飲食以及利用上述飲食烹調變化增進癌症病友的飲食意願，再

加上適度的運動及生活方式的調整，相信絕對有助改善癌症的不適症狀，提升生活品質。

改善不適的飲食料理技巧

不適症狀	透過飲食料理改善小撇步
咀嚼功能不良	● 透過剁碎、攪打或長時間燉煮的烹飪方式。 ● 選擇質地較軟嫩的食物。 　例如：蔬菜豆皮粥，將蔬菜和豆皮剁碎後與稀飯混合成粥 　例如：滷豆乾改吃滷豆腐
吞嚥困難	● 將食物以勾芡的方式烹調。 　例如：青菜豆腐湯改成翡翠豆腐羹 ● 液態飲料可添加增稠劑。 　例如：番茄蔬菜湯改成番茄濃湯 　　　水煮蛋蛋黃乾澀，改以茶碗蒸、滑蛋方式烹調
口腔黏膜潰爛	● 避免酸味強烈、辣味等刺激性調味方式。 　例如：泰式料理 ● 補充維生素 B 群及維生素 C 有助於口腔黏膜修復。 ● 進食時可以使用口腔消炎噴液劑。 ● 降低食物進食時溫度。 　例如涼拌皮蛋豆腐、胡麻玉子燒 ● 透過吸管進食，減少食物接觸潰瘍處而產生疼痛。
苦味敏感	● 增加甜味或酸味來降低苦味的敏感度 　例如：茄汁燒豆腐、糖醋豆雞、番茄炒蛋、梅汁涼拌蔬菜等 ● 利用味道較強烈食材烹調 　例如：香菜、香菇、九層塔等 ● 避免烹煮苦味較強烈食物 　如：芥菜、芹菜、苦瓜、龍葵等
口乾	● 經常性的漱口。　　　　　● 白開水換成檸檬水。 ● 食物選擇較濕潤、細軟的型態來攝取。 　例如：吃木瓜或甜柿取代芭樂、鳳梨這一類較硬或較粗糙的 　　　水果。芭樂或鳳梨可以攪打成果汁，再過濾後食用。
腹脹	● 避免食用脹氣食物。　　　● 配方奶或優酪乳取代鮮奶。 　例如豆類、乳製品、地瓜等　● 適量的運動。 ● 少量多餐。　　　　　　　　　例如：餐前或餐後的散步

［請教中醫師］

1 中醫師指導癌症病人這樣調理身體最安心

編審／王健豪（中醫部醫師）

　　癌症是臺灣十大死因首位，人人聞癌色變。不過科學家相信，醫學發達將使癌症像一般常見慢性病一樣可以控制。

　　而今，我們看到成功抗癌的病人，除了藥物控制之外，心態的調整、日常生活習慣和飲食也占了很大部分。要如何善用飲食、藥膳食補，讓癌症病人能有比較好的體能與營養支持，得以與癌症和平共處，一直是很重要的課題。

中醫看癌症，著眼點不同

　　許多人對於癌症的印象還是停留在那是一種「絕症」！不過，隨著現代醫療科技的發達，已經有很多新的治療方式可以控制病情。以西醫來說，主要還是用精密的儀器診斷，清楚的掌握腫瘤的位置、

大小及期別，而且絕大部分在癌細胞還沒有擴散之前，都會進行手術將腫瘤切除，這也是根除癌細胞的主要方式。另外還有常見的放射治療、化學治療、標靶藥治療、免疫治療，甚至細胞治療等，大致而言，西醫以採取積極祛邪的治療方式來消滅癌細胞。

雖然目前癌症在早期發現的治癒率都已經提高很多了，但是大家還是會用比較緊張、擔心、惶恐的態度來面對它。一旦醫生宣布是癌症，通常不只是病患自己，就連全家人都會亂了步調和心情，一時之間沒有了方向。這時候，中醫往往就成了癌症病人的一塊浮板了。

以中醫來說，「辨證論治」是最主要的治療根據，會依病人的**病況、體質做調理**。在中醫的觀點裡正氣存內，邪不可干，癌症病人的體質大都不好或是身體很虛弱，癌細胞才會一直成長、擴散。

所以，**中醫並不會像西醫一樣，採用主動積極祛邪的治療方式，而是讓病人自己的免疫力增強，也就是扶正的治療方式。**

中醫調理癌症處方的 4 大關鍵

癌症病人身體抵抗力都不是很好，尤其到了末期，照顧的家人更是無所適從，不知該如何幫癌症病人準備飲食。

因此常常有人病急亂投醫，只要一聽說什麼偏方有效，有什麼祖傳草藥，家人總是不論多遠、多貴，就是要想盡辦法買回來嘗試，為的就是不放棄任何希望！完全沒有考慮到那些草藥真的安全嗎？有效嗎？吃了蛇、蜈蚣真的能夠以毒攻毒，殺死癌細胞嗎？

以中醫來調理癌症病人的飲食處方，掌握以下四大關鍵才是最重要的：

1. 吃得下

癌症病人做了多次化療，身體可能會產生一些副作用，像是噁心、嘔吐，或是食慾不振，可是，**進食得少就會沒有營養、沒有體力。** 所以一定要讓癌症病人多少吃點東西。俗話說：「人是鐵，飯是鋼！」無論再怎麼高級的食材，吃不下還是沒有用。**建議可以少量多餐，分幾次進食，如果胃口不好，一般可以使用開脾胃的中藥，例如：四神湯、香砂六君子湯來促進食慾。**

2. 排得出

就是大小便要通暢。身體裡有進就要有出，必須把體內的一些毒素排出來減輕身體的負擔。在中醫來說，**大小便是否順暢很重要，除了多吃高纖的蔬菜水果之外，還可以按摩腹部或是多喝水來幫助排泄。** 如果排泄仍然困難，也可以請專業中醫師根據病人的體質，開立中藥來改善症狀。

3. 睡得好

多讓身體休息，不要耗費太多的體力，良好的睡眠，會讓病人有比較好的生活品質。有些病人會因為疼痛或是心理因素不敢睡，或睡不好，**通常一睡不好就容易發脾氣、吃不下，全身都不舒服，** 這時就要適時給予一點安神、鎮靜的藥物，**像是蓮花茶、玫瑰花茶、菊花茶、麥茶都是有安神的效果，** 可以讓病人睡得比較好，也可以使用針灸治療改善病人的睡眠狀況。

4. 辨證論治

依照不同的體質、病情，選擇最適合的食物，像化療過後的病人都會比較虛弱，這時候就可以用一點補氣的藥材來平衡。所以，**最能幫助病人的方式，就是找一位專業的中醫師，針對病人調理身體和對症下藥。**

中醫準備癌症飲食的 3 大要訣

家中有癌症病人，對於準備飲食的家人是一大考驗，究竟哪些食材對病人最好？哪些不宜給病人吃？該怎麼選購與烹調料理呢？

1. 天然當季的食物最好：食物當然是天然的最好，**天然的食物吃進身體裡才不容易造成負擔，而且最好是當季的食材，** 既便宜又比較不會使用太多的農藥。像一般化學合成或是人工調料過多的食品最好不要給病人食用，例如罐頭食品、包裝飲品、零食等，都有添加防腐劑，對癌症病人多吃無益，反倒造成身體負擔！

2. 三餐多變且色香味俱全：為癌症病人準備的飲食，大都為了比較好吸收，所以常會是粥類或是經過絞碎的糊狀類食物。有的時候，久煮慢燉的食物會變得黑黑、爛爛的，或是將所有食材通通打在一起，煮好的成品一看就讓病人更沒有胃口。最好的料理方式是**每天多一點變化，不僅讓顏色豐富又好看，不要三餐都準備同樣的食物**。如果病人還是沒有什麼食慾，可以添加一些有香氣的食物像是芹菜、九層塔、迷迭香等，都可幫助促進食慾。

3. 投其所好讓病人心情愉快：為了讓病人有足夠的營養對抗癌症，在不影響身體的狀況下，**如果病人有特殊且不過分的要求，家人可儘量配合**；像是有些病人，生病以前平時很喜歡泡茶、品茗，家人就偶爾泡一壺茶，讓他聞一下茶香，這樣他的心情也會跟著好起來。

病人心情好壞與否，對於後續病情發展絕對有很大的影響，心情一好、胃口就開，睡得也好，自然有助於克服治療過程中引發的不適症狀，對各項需要的癌症治療也會比較樂於配合，因此，能幫助病人擁有樂觀正向的好心情是非常重要的事。

不宜亂吃偏方，可請益中醫師把關

坊間總是有很多偏方、草藥，或是親戚朋友總愛熱心提供所謂的祖傳秘方。對這些琳瑯滿目、沒有經過人體實驗的資訊要特別謹慎！因為每個人的體質不同，病情也不同，尤其癌症病人的身體已經很虛弱了，絕對不宜亂吃這些來路不明的偏方。如果真有親朋好友提供這類所謂的治病妙方，更慎重的做法是可以將這些藥材、配方拿給專業的中醫師把關，諮詢醫師的意見較安心。

[請教
物理治療師]

1 物理治療師指導熟齡世代 這樣運動最健康

編審、動作示範／徐佳俐（復健醫學部物理治療師）

隨著年齡的增加，年過四十後的人體骨骼肌肉就會開始衰老，請仔細觀察一下自己的坐姿，是不是坐在椅子上一坐久之後，不知不覺就開始駝起背來？或是背著沉重的包包走路，身體也不自覺彎腰駝背？剛開始可能沒出現什麼症狀，久而久之就喊著腰痠背痛。

青壯年人下背痛較常見是腰部急性肌肉拉傷或韌帶扭傷引起，中老年人下背痛則是脊椎關節退化，骨質增生引起神經壓迫。肩頸痠痛、下背痛之所以會發生，很多是因姿勢不良、核心的深層肌肉訓練不足。當核心肌群愈沒有力，就愈容易倚賴不正確的姿勢，脊椎也承受更多壓力，其他肌肉愈緊繃，又更易姿勢不正，核心肌群也就更沒有力氣，形成惡性循環。

強化核心肌群就是最好的護腰

核心肌群，指的是位於身體軀幹的中心，從胸廓肋骨下方到骨盆腔間，環抱腰椎及背部的肌肉群，連接至髖關節。依肌肉群的分

布位置，大致可分為正面的腹橫肌、腹內斜肌、腹外斜肌、腹直肌、髂腰肌；背面的多裂肌、豎脊肌、腰方肌、臀屈肌，主要的功能就是穩定軀幹中心，讓脊椎有足夠的支撐力，避免受到外來力量時脊椎彎曲變形。

「訓練核心，就是最好的護腰方式！」雖然多數的腰痠背痛經過保守治療，如休息、減少負重、穿戴護腰、物理治療、口服藥物或注射治療，大多可以改善，但真正的根源是「核心肌群」的力量不足。所以**熟齡族可強化腰部核心肌群的柔軟度、關節活動度以及肌力訓練，增加腰部穩定度及活動度。**

● 伸展運動 1【牽拉運動】

功效： 背部及臀部肌肉牽拉放鬆
時間 & 次數： 每組 10 下／每次 1 ～ 3 組

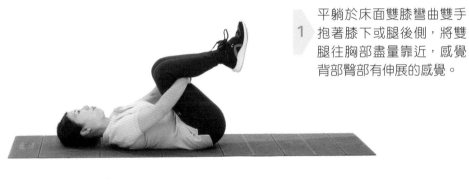

1　平躺於床面雙膝彎曲雙手抱著膝下或腿後側，將雙腿往胸部盡量靠近，感覺背部臀部有伸展的感覺。

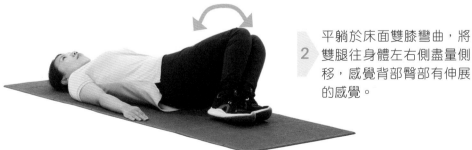

2　平躺於床面雙膝彎曲，將雙腿往身體左右側盡量側移，感覺背部臀部有伸展的感覺。

PART
2

【請教物理治療師】① 物理治療師指導熟齡世代這樣運動最健康

● 伸展運動 2【貓背運動】

功效： 增加脊椎活動度

時間＆次數： 每組 10 下／每次 1～3 組

1　貓式：四足跪姿（腕關節在肩關節正下方偏前側，以避免對手腕的壓力過高），膝關節在髖關節正下方，舒適的姿勢即可，頭向上抬、背部收攏，使腹部往地面方向壓。

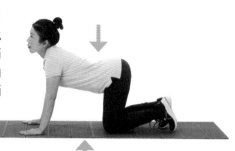

2　四足跪姿，頭向下彎、腹部收攏，使背部往天空頂

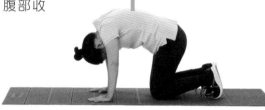

● 伸展運動 3【撐背運動】

功效： 舒緩下背痛（脊椎退化者不宜）

時間＆次數： 每組 10 下／每次 1～3 組

1　趴在床面上，將手肘彎曲置於肩關節下方，使上半身離開床面。

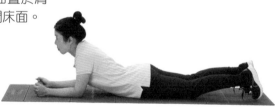

2　肘關節伸直，使下腹部以上的上半身區域皆離開床面。

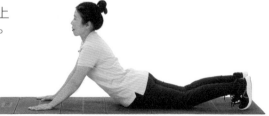

● 伸展運動 4【跪姿超人式】

> 功效： 訓練核心肌群及脊椎穩定度

> 時間 & 次數： 每組 15 秒／每次 1 ～ 3 組

1 四足跪姿，將對側手腳舉至與地面平行，身體與舉起的肢端呈一直線，需維持身體不搖晃且骨盆不歪斜。

2 手、腳換邊，再來一次。

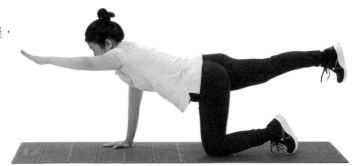

● 伸展運動 5【橋式訓練】

> 功效： 訓練核心肌群與脊椎穩定度

> 時間 & 次數： 每組 15 秒／每次 1 ～ 3 組

1 正躺，髖關節彎曲 45 度、膝關節彎曲 90 度。

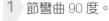

2 臀肌用力將髖關節挺直，盡量以屁股出力，避免大腿後肌群與背肌過度出力，腹肌用力避免腹部挺出，身體呈一直線。較無力者可以手壓床面輔助。

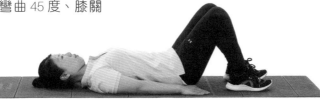

【請教物理治療師】 ① 物理治療師指導熟齡世代這樣運動最健康

● 維持骨骼健康【各種標準姿勢】

站姿

眼睛平視前方，微收下巴，挺胸，縮小腹。若需長時間站立，可將背貼靠牆，或將一腳交替踏在矮凳上。不建議穿一吋以上的高跟鞋。

坐姿

兩腳平踩地面，後膝窩離座椅邊一個拳頭，臀背貼靠椅背與椅面，腰椎有支撐，身體貼靠著椅背，椅背角度約一百一十度，椅背高度至少到肩胛骨下緣。最好有扶手。

躺姿

太軟太硬的床都不好。適當的柔軟度約等同木板床上墊一層約五公分厚的軟墊。枕頭的高度正好讓頭與肩膀同高。

側睡

右側睡最好，可雙膝微彎，在兩腿間夾枕頭，維持膝與臀部同平面。

　　鍛鍊核心肌群不僅是保護脊椎最好的辦法，同時也可以遠離腰痠背痛。建議民眾想要好好保護自己的腰，除了依賴護具，也可透過簡易的居家運動來鍛鍊自身腹部或背部的核心肌群，強化下背肌的肌力；若原來就長骨刺、脊椎側彎、骨質疏鬆，有重大疾病或開過刀的人，則建議還是找專科醫師與物理治療師評估，避免二度傷害！

📎 背部保健小提醒

- **刷牙洗臉**：背要挺，或可用手輕輕撐著洗臉盆，減輕背部的負擔。
- **穿衣穿鞋**：不彎腰，可以坐姿或將腳抬在小凳子上協助完成。
- **取放物品**：不要勉強，過低過高的物品請彎膝或以椅子墊高輔助。拿重物時盡量將物品靠近身體。
- **坐辦公桌上班族**：避免在電腦前久坐，每隔一小時要起身活動。
- **座椅選擇**：尤其過度柔軟，太寬太深的沙發或太矮的凳子。
- **每天運動**：每次持續十分鐘以上簡單的伸展運動和肌力訓練，一天運動累積達三十分鐘，每週至少有三天做運動，就能維持很好的健康。

運動練肌力，衰弱不上身

年過四十以後，開始邁向中老年時期，維持良好的行動力，才能享受健康自在的生活，所以除了飲食，養成運動習慣，才能健康老化。

隨著身體老化，神經系統的訊息接收力及傳送能力會減慢，加上肌肉流失對神經刺激的反應變得遲緩，骨質密度流失，年紀漸長就可能發生意外而跌倒受傷，嚴重者會因骨折而失去活動能力。所以要開始訓練身體的平衡力、協調力和肌肉力量，延緩自己變成肌少症或衰弱症的可能性。

● 下肢肌力訓練 1【蹲馬步】

功效：以微坐姿及站姿來訓練大腿力量。

時間 & 次數：持續 20 秒，一次做 10 下，每天做 2 回。

1 身體站穩，雙腳打開與肩同寬，前方放置固定不會滑動的椅子。

2 兩眼平視前方，雙手扶著椅背，維持自然呼吸，盡量慢速往下蹲，直到可忍耐的位置停住（膝蓋不要超過腳尖，會傷膝蓋）。

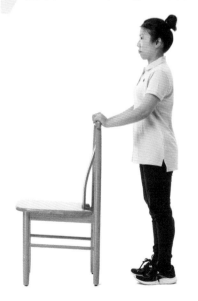
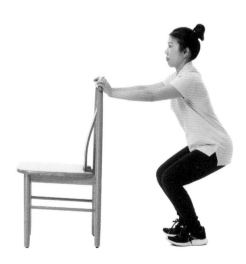

• 下肢肌力訓練 2【大腿前側伸舉】

功效：訓練平衡、預防跌倒、穩定下肢行動能力。

時間＆次數：持續 20 秒，一次做 10 下，每天做 2 回。

1 坐在椅子一半，身體坐穩，雙手稍微扶住椅子兩邊，保持平衡，維持自然呼吸。

2 左腳踩地，右腳小腿抬高伸直，右腳掌向前抬起，腳尖朝自己，左右腳交替算一下。

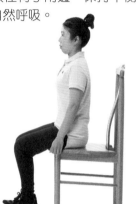
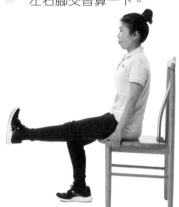

• 下肢肌力訓練 3【踮腳尖】

功效：訓練小腿後側肌肉，是維持身體直立的主要肌群之一，對於站、走、跑、跳相當重要，故加強此肌群的肌力，可預防跌倒。

時間＆次數：一次做 10 下，每天做 2 回。

1 站在固定的椅子後方，雙手輕扶椅背，採自然呼吸，身體保持平衡。

2 腳跟到頭部盡量維持一直線，接著雙足墊起腳尖，持續 20 秒，休息 10 秒，算一下。

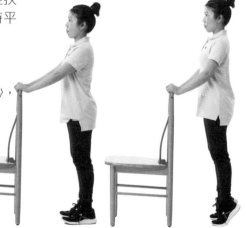

● 上肢肌力訓練 4【肘關節彎曲伸展】

功效：訓練上臂的二頭肌，幫助手部增加維持
肌力，以維持獨立日常生活功能。

時間＆次數：一次做 10 下，每天做 2 回。

1 身體坐穩，坐在椅子（固定，不會
滑動）的一半處，或床邊。

2 雙腳自然打開著地，雙腿穩住身
體，雙手或單手握住裝水的寶特瓶
（視力量選 250 ～ 600cc 容量）。

3 上臂呈 90 度貼近靠攏身體，手握
寶特瓶罐，雙手彎舉至肘部夾最緊
後，再控制手臂慢慢放下，算一
下。

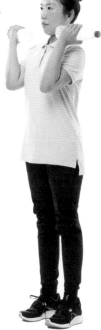

● 上肢肌力訓練 5【雙手打開擴胸運動】

功效：訓練肩部的後三角肌、斜方肌中部、菱形肌以及旋轉肌
袖，可以減少駝背的惡化。

時間＆次數：一次做 10 下，每天做 2 回。

1 身體坐穩，坐在椅子（固定、不
會滑動）的一半處，雙手（或單
手）的手心朝上，握住裝水的寶
特瓶，手臂伸直與肩同高。

2 雙手伸直，接著由身體前方向外
伸展，保持與肩同高度，完全伸
展後，背後再用力夾緊數秒，持
續 20 秒，休息 10 秒，算一下。

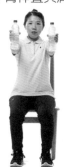
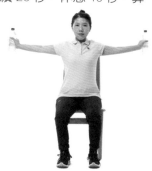

PS：寶特瓶裝水的容量，可視個人的能力選擇 250 ～ 600cc。

Part 3

正確認識
新興療法&
中西醫跨科合療

與國際接軌，解讀再生醫學及癌細胞療法

［再生醫學與新藥研發］

編審／林欣榮（院長暨神經外科醫師）

　　再生醫學的興起，主要是針對人體器官老化，功能越來越差，於是利用細胞再生的能力，修補受損組織、器官，是近代在傳統醫療之外的新醫學領域，應用的範圍非常廣泛，可望改善並治療的癌症、糖尿病及神經性疾病等難症。

1 腦疾病的基因療法與細胞治療

　　例如失智症，就是在腦子裡的記憶功能的細胞老化、迴路的傳導變慢，細胞儲存知識的能力越來越小；另外就是記憶迴路的傳導速度變慢，細胞與細胞之間電與化學傳導物質生「鏽」了，就是我們常說**堆積在大腦的 β 類澱粉蛋白質（Aβ）**，記憶、認知功能就逐漸受影響，漸漸就失去記憶了。

　　有的人四十歲以前就發作失智症，大部分跟基因有關係；一般細胞老化和年紀有關；當然有的人是基因再加上年紀，若再加上飲食因素，失智問題與症狀就會更厲害。我們最**常見的基因載脂蛋白（APOE）**是阿茲海默症主要遺傳危險因子，雖然載脂蛋白會增強 β 類澱粉蛋白質的降解，但特定的載脂蛋白異構體如第四型

（APOE4）的反應效果較差，易導致多餘的 β 類澱粉蛋白質（Aβ）在大腦中累積。β 類澱粉蛋白質越多，大腦細胞就容易結塊、結成斑點，除了漏電也容易死亡，而這些儲存記憶的細胞死亡，就什麼也記不起來了。

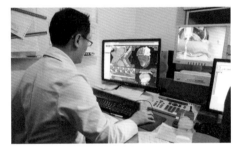

如何減少大腦鏽斑的發生，於是開啟新藥的發展，科學家發現 γ 蛋白促酶，促進更多 β 類澱粉蛋白質（Aβ），如何抑制 γ 蛋白促酶的活性，我們一直在發展的當歸西藥，不但可以降低這促酶活性，也可以影響到 APOE4 的基因表現少一點。新藥之外，還有抗體可用，抗體會和鏽斑結合，細胞就會清除掉鏽斑。再來就是補充幹細胞，幹細胞中有可減少興奮性傳導物質麩胺酸（glutamate）作用在神經細胞上，這就是細胞療法，目前醫界想的就是從**萬能幹細胞（iPS）分化培養麩胺酸的神經元細胞，然後移植到大腦去重建記憶迴路、學習、恢復迴路，細胞療法講求精準，挑戰性高。**

▲ 256 切電腦斷層檢查

挑戰性比較低是巴金森症，巴金森就是多巴胺神經壞掉了，無法分泌足夠的多巴胺來協調肢體動作；巴金森的細胞治療比較簡單，就是找到多巴胺細胞植入病人的基底核，修復多巴胺神經，腦子裡有了多巴胺就可以協調動作。1996 年，我們就做了 10 個病人臨床試驗，從第七週的流產胚胎中取原始多巴胺神經元細胞植入，二十多年過去，現在還有病人只要吃一點點巴金森的藥，還可以走。

這項研究全世界約有三、五百病人，其中有一位美國病人，在接受多巴胺細胞植入後十四年去世，腦切片發現移植的細胞都還在，

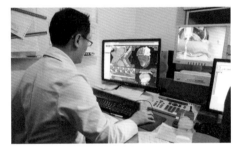

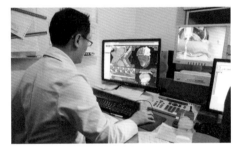

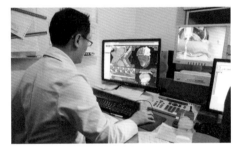

PART
3

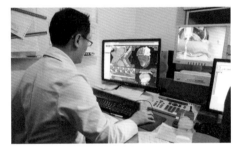

【再生醫學與新藥研發】❶ 腦疾病的基因療法與細胞治療

251

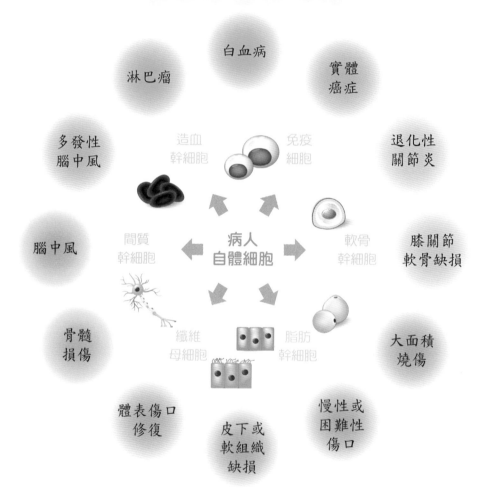

唯一的不同就是長斑，這斑是從病人的腦子裡來，這是 α 型巴金森病人。**細胞療法對多巴胺神經的修復之外，對失智症、小腦退化症、舞蹈症，或漸凍人等神經細胞病變疾病，都可用這種方法。**

細 胞 治 療 的 項 目

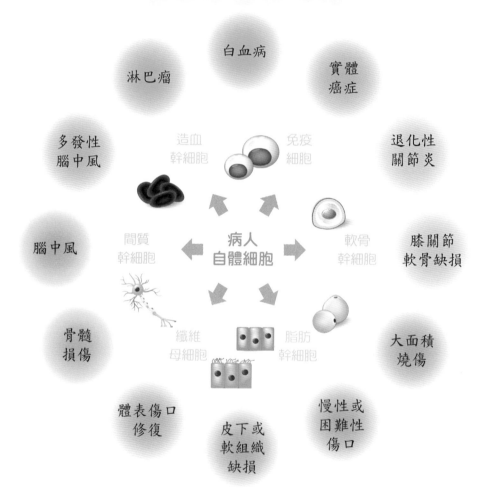

白血病

淋巴瘤

實體癌症

多發性腦中風

造血幹細胞

免疫細胞

退化性關節炎

腦中風

間質幹細胞

病人自體細胞

軟骨幹細胞

膝關節軟骨缺損

骨髓損傷

纖維母細胞

脂肪幹細胞

大面積燒傷

體表傷口修復

皮下或軟組織缺損

慢性或困難性傷口

2 幹細胞移植治療

腦中風是因為缺氧、神經根纖維斷掉了，目前的**臨床研究可以植入間質幹細胞，加速毀損的血管、神經的再生，促進神經恢復活力，控制手腳活動**，另外就是用神經元細胞，目前英國用的是第一個月流產胚胎的大腦，從中分離出神經元幹細胞，大量複製然後移植。

另外神經元幹細胞也可以從萬能幹細胞分化培養。從病人的身上抽 20CC 血液，加入四個基因，就會回到受精卵的狀態，然後分化成萬能幹細胞，再分化成神經元幹細胞，再植入；所以**腦中風、巴金森、脊髓損傷病人將來都可能因為神經元幹細胞植入，獲得改善**。

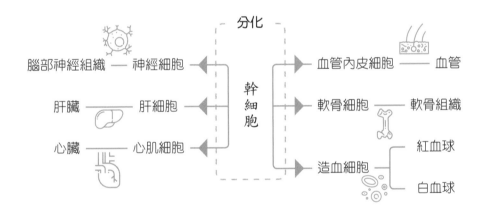

同理，心臟、肝臟、血管、腎臟等器官或骨骼的老化或毀壞，都可透過移植同器官的肌肉或骨骼幹細胞來修復治療相關疾病；植入分泌胰島素的 β 幹細胞就可治療糖尿病。

例如肝硬化，目前的科技就是用自體脂肪幹細胞植入；也有把幹細胞養在醫材上，像心臟就直接把有很多幹細胞的貼片貼在心臟，這在國外已拿到藥證了。在日本，牙周病牙齦萎縮可以用到幹細胞

移植治療，即使植牙長不好也可以用幹細胞輔助。目前全世界萬能幹細胞做最多的移植就是視網膜或是視神經退化的移植治療。

癌症細胞治療，本院已取得多項許可

自衛生福利部修訂前特管法鬆綁，花蓮慈濟醫學中心已有多項細胞治療通計畫過審核，目前有包括癌症治療、脊髓損傷、關節軟骨、皮膚等七項，這就是再生醫學。

針對癌症病人的細胞療法，就是運用免疫細胞植入治療。體內的 T 細胞、殺手細胞都是免疫細胞，只要他們察覺體內長出如癌細胞等不正常的細胞，就會馬上就把它們清除掉。但免疫細胞的功能不好了，就沒辦法執行這項任務。另外也可能是兇惡的癌細胞釋放出一種叫做 PDL1 的蛋白，可以偽裝成病人自己的細胞，那體內的 T 細胞、殺手細胞，或是專門吃癌細胞的免疫細胞，就會誤認它們是體內的正常細胞，是好朋友，就不吃它。

當今醫療可以用抗體 PD1，去解除癌細胞的偽裝，然後 T 細胞就會開始去攻擊，有很多罹患血癌、色素瘤等惡性腫瘤的病人已可使用抗體療法。

目前花蓮慈濟醫學中心通過的細胞療法有 CIK，就是從病人身上拿出 20CC 的血液，找出免疫細胞，然後放進去加強免疫細胞力量的化學物質，培養二個星期，攻擊的能力就很強，再回輸到病人身上，經過幾次療程，不斷的增強病人的免疫力，就會去攻擊、殲滅癌細胞，這叫做免疫細胞療法。

免疫細胞除了 CIK 激發 T 細胞外，還有 NK 細胞 ——— 自然殺手細胞，以及 DC 細胞——樹狀突免疫細胞，樹狀突免疫細胞遇

有異物，會吃掉、消化掉這些外來物抗體、抗原，並將這訊息送給免疫細胞，免疫細胞就可藉此發展出更好的抗體，來吃外來的細菌、癌細胞……等等。

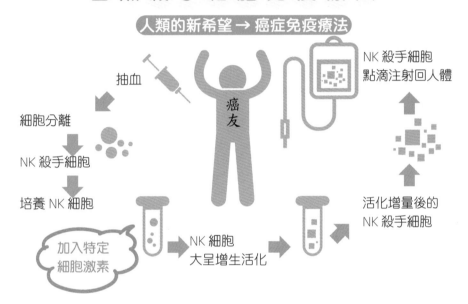

另外最強的就是在病人的血液中找出 T 細胞裡頭放入一個基因，叫 Car-T 免疫細胞，這些細胞的特性是表面上會有抗體，抗體會找到癌細胞、抓住癌細胞，然後立即分泌化學物質，就是可以殲滅癌細胞的發炎物質，並同步找來更多同類的細胞，就是找來更多 T 細胞或是殺手細胞，來幫忙 Car-T 一起來吃癌細胞，發揮一呼萬應的效果。但因製程複雜，無法快速複製，價錢非常高，但約九成的病人救得過來，約有一成的病人因為 CAR-T 細胞會大量分泌發炎因子，影響到病人的肺，導致發炎因子風暴，病人便因為器官衰竭去世。

癌症的病人，最惡性得就是惡性腦癌，平常一復發大概只能活三到四個月，因為癌細胞長得很快，又長在腦子裡，病人通常很快就會陷入昏迷，然後死亡。

惡性腦瘤的細胞可以分幾十萬種的細胞，而且有各種不同的基因變異，目前有口服化療藥物帝盟多（Temodal），可抑制惡性腦瘤生長，但這藥大概吃了半年之後就會出現抗藥性，約可延長壽命半年左右，另外還有一種藥是含 3.25% 的 BCNU 非標靶藥的腦貼片，手術後放置於腦手術切面，把殘存的腦瘤細胞於一個月左右，利用緩釋型的 BCNU 藥物盡量去除，但癌細胞相當聰明，很快的具抗藥性，藥物分布也受限在 0.2 公分範圍內，超過貼片 0.2 公分以外的腦瘤就無法去除，很快就出現腫瘤復發，平均延長存活只有三個月左右。

為改良老藥 3.25% BCNU 腦貼片，只能影響 0.2 公分內的腦癌細胞，又會引起神經浮腫產生疾病及傷口癒合不良，因此花蓮慈濟醫學中心從當歸西藥中研發含 25% 新藥的腦貼片 Cerebraca wafer，可影響 4 公分範圍內的腦癌細胞，正進行人體試驗中。

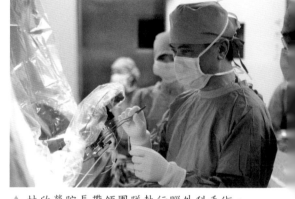

▲ 林欣榮院長帶領團隊執行腦外科手術。

目前研發進行的程序蠻順利的，放六片的有四個病人，其中有一位來自中國大陸南京市的眼科醫師，四十三歲，他因為罹患惡性腦瘤復發二次，被多為腦神經外科權威醫師判定只能活三個月，後來他知道臺灣有新療法，2019 年底，以恩慈療法（基於人道考量，向衛福部申請使用試驗新藥）到花蓮慈濟醫學中心接受治療，至今

已經九個月了，最近跟他聯繫，他說，可以走來走去，還可以教人保護眼睛的衛教，除了藥片以外，我們還用免疫抗體療法、CIK 免疫細胞療法幫助這位病人，所以對一個非常惡性的癌症，可能需要同時合併多種療法。

3 「溶瘤病毒」治末期癌症

另外，針對大腸直腸癌、肝癌、肺癌、骨癌……等已全身轉移這些末期病人，除了前面提到的標靶藥物、抗體療法或是細胞療法之外，我們自 2019 年起也可使用溶瘤病毒幫助病人。

「溶瘤病毒」顧名思義就是可以吃掉癌細胞的病毒，這是一種透過滅毒病毒的「活藥」，可多種路徑殺傷腫瘤細胞，標靶性佳、有些可有效的避免耐藥性。溶瘤病毒發展已有百年歷史，卻自過去兩年才在癌症治療臨床發展，且深具潛力。

這病毒是專門在吃癌細胞，經衛生福利部及研究倫理委員會批准後，第一個病人是五十幾歲的大腸直腸癌末期病人，癌細胞已經到處轉移，包括肺、肝及骨骼等，很多醫師都認為「病人沒希望了」，後來到花蓮慈濟醫學中心經檢查後，用細細的針，在電腦斷層指引下，直接把溶瘤病毒送進去肺、肝長有腫瘤的位置，接連幾次療程，本來只能活三個月左右的病患，至今已自由自在的生活超過一年九個月了，表示這方法還是有它的管用之處。

雖是末期癌症，期望能透過簡單、微侵害性的方式，讓病人能自在地活著。人生病苦最苦，醫界及科學家們也是看到病人的苦，不斷的創新研發，藉著小分子藥、蛋白質藥、抗體藥、再生幹細胞及免疫細胞，讓人類活得更精采。

［善用中西醫合療，提升生命的契機］

編審／何宗融（副院長暨中醫部主任）

1 中西醫合療，養氣養身養心

在臺灣，一有病就找中醫的比例，約 17%，大部分人還是以西醫為主，把西醫當成基礎醫療，治療之後如果效果不如預期，這時才會尋求中醫，所以中西醫可稱為「互補醫學」。在花蓮慈濟醫院，非常積極的進行中西醫合療，讓中醫提早介入病人的療程，團隊也累積了很多成功經驗。

糖尿病足免截肢

早年，我在西部醫院服務時，曾有位中年男士跟我說，他兩週後要帶媽媽去動截肢手術，因為媽媽的糖尿病足已經很嚴重，傷口潰爛久久不癒，主治醫師建議要截肢，已約好時間。

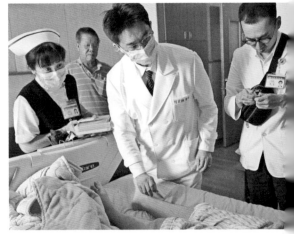

▲ 何宗融副院長為住院中的腦疾病人診療。

我對他說：「少年仔，請給你媽媽一個機會！兩週後截肢跟下個月截肢，不會有什麼差別，你要不要先試試中西醫合療？」他愣在那兒，思考了五分鐘，然後說：「好。」

這位阿嬤的腳，肉壞死的部分，我們請西醫的整形外科除去腐肉，**中醫以外用的金創膏、針灸、加上內服藥，讓它去腐生肌、活血化瘀，重新長新肉。**

歷經兩個月中西醫共同合併治療的時間，阿嬤腿部的傷口收合；再過兩個月，傷口已癒合得差不多了，保住了原本要截肢的腳，病人中更有 27 年、45 年慢性不癒傷口，也透過中西醫合療而改善。

來到花蓮慈濟醫院服務，在林欣榮院長的支持下，我們不僅推病房會診中醫合療，在急診室，成立了「**急診中西醫整合醫療專區**」，針對嘔吐、急慢性疼痛如眩暈、急腹症、胸悶、胸痛、心悸、軟組織疼痛、經痛、偏頭痛、癌症疼痛、關節痛等九個項目列為健保急診專案，因為都有醫學實證，證明中醫介入後可以快速改善。

例如：下背痛的人來掛急診，急診醫師一定要照著標準作業流程評估，然後治療，可能嗎啡先止痛。但打了嗎啡，下背痛會好嗎？應該不會。這時由中醫來診療，止痛，也治下背痛，可以讓病人盡快痊癒返家。

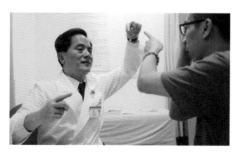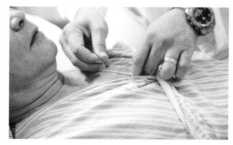

▲ 為了加速病人恢復，林欣榮院長積極推動中西醫合療，尤其是讓中醫提早介入，收效良好。

急重症、腦疾

以腦傷、中風等重症病人為例，在中西醫合療時，中醫怎麼介入？做些什麼呢？

介入的時間點當然是愈早愈好，以花蓮慈濟醫院為例，手術後的病人在加護病房時，即可會診中醫。中醫一定要辨證論治，「望聞問切」四診合參，簡單來說就是要觀察病人當時的狀況，在病程的早、中、晚不同時期介入，作法也不同。中醫要去了解

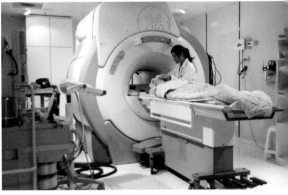

▲ 磁振造影（MRI）檢查。

西醫這時做了哪些處置？開了什麼西藥？有什麼副作用？一一掌握之後，中醫方面立刻微調，進行改正。

廖伯伯經過開腦手術之後住進外科加護病房觀察，林欣榮院長發現他整個臉變紅，西醫無法處理。林院長很可貴的地方是他的想法開放，只要任何能幫助病人的方法，不管是復健、中醫，都可以加入，所以立刻照會中醫。

一般來說開完刀後應該是失血的狀態，怎麼反而臉很紅？從中醫的角度來講，已變成「虛熱或戴陽」，熱極生風，如此會讓他病情更嚴重。經過我們診斷後，立刻以針灸處理，該瀉就瀉，該補就補。三天後，廖伯伯的臉色就恢復正常。

再舉個急重症的案例，小玄從住家二樓摔下來，頭部嚴重外傷，腦出血，且第四節胸椎骨折，腰椎骨第一節整個破裂，下肢癱瘓。當照會中醫時，小玄是下半身完全沒有知覺了。當我第二次、第三

次去病房會診時，發現他能對針灸的刺激開始有反應，就知道他一定會逐漸復原的。

中醫除了開內服藥，還能做了什麼？脊椎破裂，一定要修復骨頭、神經；頭部失血，所以要活血化瘀，讓它「通」，通經活絡，通督脈、膀胱經，中醫因應當時的狀況做不同的調控。這裡治療的

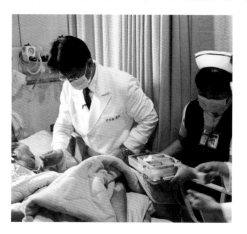

重點：「華陀夾脊穴」，在脊椎骨兩旁。利用局部取穴及遠處取穴，用奇經八脈針法，下針，可通關元（穴）、膻中（穴），讓全身的氣流動，再加上引經入督脈，讓經氣流到腰與關節……，於是小玄慢慢好起來了。這是對小玄針灸的方式。

2 七十二小時內找中醫

此外，針對急症，會建議病人在七十二小時之內會診中醫合療！這是非常重要的關鍵期。例如，在小玄的神經處在發炎狀態時，利用中醫的手法，第一時間在發炎的神經裡面趕快「竄」過去。另外，中藥也能用通竅藥，使氣能竄過去，那就是在搶時間，沒搶過，這輩子就註定身體較難復原。

動眼神經麻痺

曾經有位婦人車禍，撞到腦部昏倒，一星期後甦醒，但她的眼睛睜不開，這稱為「動眼神經麻痺」，因為有血塊瘀積在第三對視神經。而血塊太小了，神經外科無法動手術；而神經內科也沒有辦法解決。這變成無法醫治的疾病。

　　結果婦人說她雖然醒了卻無法睜眼，五、六個月過去都沒有起色，無法想像以後的生活，甚至想著要自殺。最後，她來掛林欣榮院長的門診，林院長建議她：我們都中醫合療「妳可以去看中醫。」她的第一個反應是：「你們在開玩笑，叫我去看中醫！中醫怎麼可能治好我！」

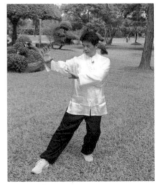

　　雖然她的病程已錯過黃金期，晚了，已到慢性期了，但我們運用中西醫合療，花兩個月時間就把她治好了！這兩個月，我們開立活血化瘀、通經活絡的藥；針灸則針她的眼皮周圍，輪流運用局部取穴、遠處取穴、特效取穴這三種針灸方式。

　　「特效取穴」是指某些穴道，一針就有效。但針灸的精髓在於遠處取穴，如何運用陰陽、氣、五行、補瀉，讓身體真氣循環不已。

　　總之，近來的中醫本來被當成替代醫學（alternative medicine）、另類療法，現在國際間已正式定義為互補醫學（complementary medicine），中醫與西醫互補所長，帶給病人最佳的治療成效。希望年過四十的您，也可善用中西醫合療，養氣養身養心。

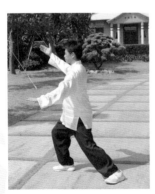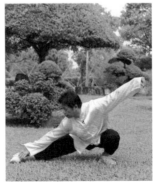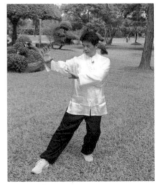

▲ 何宗融副院長示範太極，養氣養心。

［從癱瘓到行走──醫療團隊與病人攜手寫歷史］

編審／蔡昇宗（神經外科部主任）

在神經外科，時常會碰到攸關生死的急重症病人，特別是腦中風病人、腦外傷病人，即使拚贏了救回病人的生命，病人和家屬可能要面對：有些病人昏迷醒不過來，或者躺著不能動，或者站不起來、無法走路，必須一輩子仰賴他人的照顧。因此長久以來，「如何能讓昏迷的病人能醒過來，躺著不能動的病人能站起來，不能走的病人能跑起來！」一直是我們神經外科團隊努力的目標。

1 腦損傷──神經外科＋復健科＋高壓氧＋中醫

因為這樣的目標，林欣榮院長很早便埋首研究再生醫學，並帶領神經外科團隊運用幹細胞療法治療腦中風，更結合中醫合療，經由復健科、中醫、高壓氧……等跨醫療科團隊，為每個病人量身打造治療計畫，盡全力改善病人因腦部、脊髓神經受傷之後，對他們造成的各種傷害及生活影響。

近幾年來，花蓮慈濟醫院結合神經外科「內生性幹細胞」療法（G-CSF）與中醫針灸的中西醫合療，療程中再搭配神經外科的高壓氧治療與復健科的物理與職能治療，為腦傷病人帶來希望。

這套組合療法不僅能讓下肢無法行動的脊髓損傷病人站起來，讓腦中風病人因肌張力過強左手無法伸展的病人，復原可以取物，舉杯喝水，甚至還能廣泛運用在腦血管疾病、顱腦損傷以及惡性腫瘤經手術、放療、化療的後遺症病人。

幹細胞具有為組織、器官進行更新及受傷修復的特色，讓幹細胞醫學為目前仍有許多腦傷無法醫治的疾病帶來一線曙光。再生醫學專家林欣榮院長累積二十多年的經驗，他常說「把骨髓的幹細胞趕到中風的腦子，有兩個作用：一是瀕臨死亡的腦細胞可以救回來，二是讓已經壞掉的地方的神經細胞、血管再生，從癱瘓症狀救回來。」

內生性幹細胞療法，主要是利用骨髓幹細胞增生原理，注射白血球生長激素，可以讓骨髓幹細胞增生十倍，吸磁效應吸引幹細胞到腦部修補受傷處，自行分化成腦神經、血管等細胞，因此有助腦傷病人迅速恢復外，還可保護神經，使腦神經不致因中風缺血而壞死，並有抗發炎的作用，可抑制中風處的發炎組織及細胞。運用在脊髓損傷病人身上也是一樣的道理，促進病人自身幹細胞增生活化，修復受損的神經細胞，再透過「活血化瘀」的中藥與針灸，讓神經組織快速恢復功能。

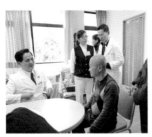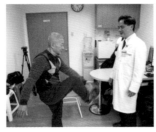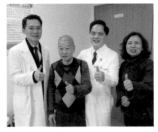

▲ 從病人進步的故事中，我們看到病人咬緊牙關配合復健課程的努力，更印證了醫療絕對是要靠團隊合作。右圖左為蔡昇宗主任。

2 脊髓損傷——內生性幹細胞療法＋針灸＋復健

曾經有一位來自澳門的陳先生，因為在家中浴室不慎摔倒，導致頸椎損傷下肢無法行動，香港當地醫院採取保守型的治療，病情無明顯改善，過了一年，陳先生的兒子在網路搜尋林欣榮院長的幹細胞療法，於是，到花蓮接受「內生性幹細胞」療法與針灸、復健等中西醫合療。

剛到院時，陳先生全身肌張力過強，手腳肌肉會不自主的收縮，無法順利彎曲，也無法自主行走，僅能以輪椅代步。在神經功能團隊的協助下，陳先生除了接受「內生性幹細胞」療法，以及施打從中藥材「黃耆」萃取分離及高度純化製成的「懷特血寶注射劑」（PG2）外，並接受脊髓腔內 Baclofen（貝可芬）療法，簡稱 ITB 療法（ITB，Intrathecal baclofen），

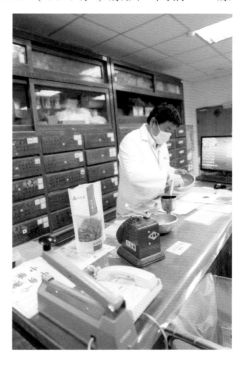

也就是在他的腰部皮下植入送藥幫浦，連接細線，定時定量將肌肉鬆弛劑 Baclofen（貝可芬）打入脊髓腔，全身肌肉放鬆，讓他總算可以開始復健，在病後邁出一大步。

來自中國大陸浙江的腦損傷病人勞先生，五年前，因為高血壓引發腦出血，在醫院昏迷了三天，清醒後發現左半邊身體癱瘓，左手握拳無法張開。儘管勞

先生憑著毅力完成艱難的八個月復健訓練後，全身機能慢慢的恢復了，但他左手掌仍因肌張力過強，導致手指無法伸直張開取物，讓他相當困擾。

於是，透過蘇州慈濟門診部平臺轉介至花蓮，經林院長與神經醫學科學中心邱琮朗主任的評估後施打 G-CSF、PG2 治療及高壓氧治療，及中醫針灸與復健，他的左手終於可以順利地張開與握拳，甚至可以拿著水杯喝水。

有一個年輕的女病人小卉，因為腦幹梗塞性腦中風，雖經緊急放了一支支架救回生命，卻出現閉鎖症候群，於是來到花蓮進一步治療。閉鎖症候群症狀往往是除了眨眼以及眼球轉動之外，不僅無法有任何臉部表情以及肢體動作，更被剝奪了言語咀嚼、吞嚥、呼吸等功能。

小卉到院之後，經在血管攝影檢查之後，神經外科團隊決定在她的基底動脈再加放兩支支架，並在手術後開始接受內生性幹細胞療法、復健、中醫合療。二年過去了，小卉已可以站起來走幾步路，簡單的口語溝通、滑手機、打字，心繫年幼子女的她，現在是加倍努力復健，希望有更多的進步。

腦外傷＋胸腰椎骨折—跨科治療重拾行走能力

我的病人小玄，中醫師何宗融副院長也有提到她，她是一個因不慎墜樓造成胸椎最後一節及腰椎第一節骨折，且合併腦部外傷引發腦出血病人，雖然她在手術後第三天醒過來，但下半身完全無知覺。幸運地她在家人的支持下，再轉出加護病房之後，隨即接受中西醫合療，包括內生性幹細胞療法、中醫針灸、中藥方、物理治療、高壓氧

治療、職能治療，約在一個月後，她的下半身開始漸漸有知覺，意識也恢復得越來越清楚。

　　小玄是一個非常勇敢的病人，她在復健治療初期，含淚忍受中醫針灸、物理治療帶給她的疼痛，積極配合機器人復健療程，這也讓她短短不到六個月，從原本癱瘓的下半身沒知覺的雙腳進步到可以站起來、行走一小段路。即使出院之後，她依然在每週接受三天的中醫針灸、西醫復健課程，而她在傷後一年竟可踩上單車踏板騎上一小段路，這是他送給自己及醫療團隊最佳的新年禮物。

3 運用智能機器人，肢體復健事半功倍

　　為了幫助病人站起來、走出去，復健醫學部結合智慧醫療的概念，於 2018 年 9 月引進創新的行走復健機器人；從臨床的成果來看，大部分臥床的病人越早離開床，越早開始站立，越早開始行走，可以減少骨密度流失、肌力流失與肌肉記憶流失的問題，行走復健機器人剛好可以有效的幫助病人。

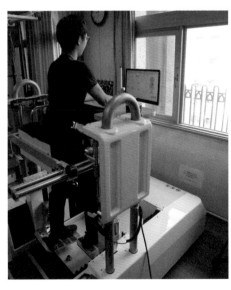
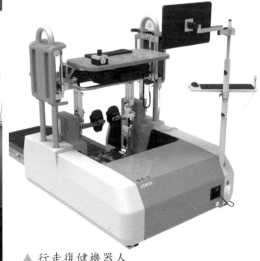

▲ 行走復健機器人

　　二〇一九年八月，復健醫學部引進上肢智能復健機器人，除了有協助遠端上肢關節復健的「希望之手」，還有全臺灣第一台針對近端上肢關節進行復健的「智慧板」，結合機械輔助及人工智能，幫助病人更快更好的恢復。

　　最近，有一位在二年前因為車禍造成脊椎骨折脊髓損傷的年輕人，雖然當時有緊急手術治療，依然是下半身癱瘓，完全沒有知覺，二十出頭的年紀，家人帶著他四處找醫生，也曾在許多大醫院做治療，只是沒有明顯的進步，後來經親朋介紹，來到林院長和我的門診。

　　我們很快地幫他制定整合治療計畫，除了內生性幹細胞療法、中西醫合療，在林院長建議下，他還接受脊髓電刺激治療，就是在他的胸椎、控制腳動作的神經的位置植入晶片，經由精密且精準的電流調控，促使原本無法收縮的肌肉因為接收到新的訊號開始有了一些變化。

　　之後，再進一步運用骨骼機器人來幫助他復健，骨骼機器人還有一個功能，就是在復健過程，我們可以經由腦波的變化，能夠更精確的幫助病人腳部的調控。在一次測試中，病人給我們了大驚喜，藉由一點點協助，我們記錄他第一次站了起來，又過了一段時間，他走了十公尺。

　　我們知道醫療有極限，過去腦中風、脊髓損傷的病人除了復健，幾乎沒有其他積極的醫療作為，但因為跨醫療團隊合作，思考各種療法的可能性，運用內生性幹細胞療法、中醫針灸、中藥、物理治療、職能治療、語言治療、吞嚥治療，以及新式復健儀器、醫療資訊運用……等等，讓我們在相關治療上有所突破，也幫助了許多病人。

包括長者常見的腦神經性疾病巴金森、腦大小血管病變、腦積水、腦萎縮等，在本書前面的篇章中也多有著墨。

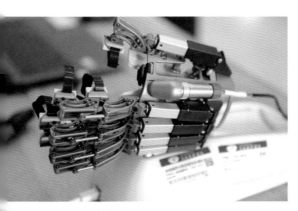

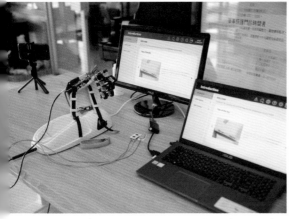

▲ 希望之手—上肢智能復健機器手臂

　　自二〇一七年一月起，我們陸續與國璽幹細胞公司、長弘生物科技、臺灣粒線體公司、美商永生臍帶血公司簽約合作，計畫執行「以自體脂肪幹細胞（ADSC）腦部移植治療陳舊性腦中風」、「運用自體脂肪幹細胞治療巴金森病」以及「以人類臍帶血單核細胞治療急性腦中風」等人體試驗，同時也有治療腦部惡性膠質瘤等新藥臨床試驗，希望能具體幫助腦傷甚至是脊髓損傷的病人遠離病苦。

【從癱瘓到行走──醫療團隊與病人攜手寫歷史】 ③ 運用智能機器人，肢體復健事半功倍

悅讀健康系列 HD3155

年過40，打造熟齡 A⁺ 健康力
儲備健康資產，抗老化、遠離慢性病及癌症

總 策 畫／林欣榮
作 者 群／花蓮慈濟醫學中心16專科醫療團隊
選　　書／林小鈴
主　　編／陳玉春
協力主編／游繡華、黃秋惠
協力編輯／彭薇勻、林子涵

行銷經理／王維君
業務經理／羅越華
總 編 輯／林小鈴
發 行 人／何飛鵬

出　　版／原水文化
　　　　　台北市民生東路二段141號8樓
　　　　　電話：02-2500-7008
　　　　　傳真：02-2502-7676
　　　　　原水部落格：http://citeh2o.pixnet.net
發　　行／英屬蓋曼群島商家庭傳媒股份有限公司城邦分公司
　　　　　台北市中山區民生東路二段141號11樓
　　　　　書虫客服服務專線：02-25007718；02-25007719
　　　　　24小時傳真專線：02-25001990；02-25001991
　　　　　服務時間：週一至週五上午09:30-12:00；下午13:30-17:00
讀者服務信箱E-mail：service@readingclub.com.tw
劃撥帳號／19863813；戶名：書虫股份有限公司
香港發行／城邦（香港）出版集團有限公司
　　　　　香港灣仔駱克道193號東超商業中心1樓
　　　　　電話：852-2508-6231　傳真：852-2578-9337
　　　　　電郵：hkcite@biznetvigator.com
馬新發行／城邦（馬新）出版集團【Cite(M)Sdn. Bhd.(458372U)】
　　　　　11, Jalan 30D/146, Desa Tasik,
　　　　　Sungai Besi, 57000 Kuala Lumpur, Malaysia.
　　　　　電話：603- 90563833　傳真：603- 90562833

城邦讀書花園
www.cite.com.tw

美術設計／張曉珍
攝　　影／梁忠賢
製版印刷／科億資訊科技有限公司
初　　版／2020年11月19日
定　　價／450元
ISBN 978-986-99456-6-0（平裝）
有著作權‧翻印必究（缺頁或破損請寄回更換）

國家圖書館出版品預行編目資料

年過40，打造熟齡A⁺健康力：儲備健康資產，抗老化、遠離慢性病及癌症/林欣榮總策畫,花蓮慈濟醫學中心16專科醫療團隊合著. -- 初版. -- 臺北市：原水文化出版：英屬蓋曼群島商家庭傳媒股份有限公司城邦分公司發行, 2020.11
　　面；　公分. -- (悅讀健康系列；HD3155)
ISBN 978-986-99456-6-0(平裝)

1.長生法 2.健康法 3.中老年人保健

411.18　　　　　　　　　　　　109017453